TEES

Transcanal endoscopic ear surgery

经外耳道耳内镜手术学：手术技巧图解

原　　著　欠畑誠治（山形大学）

绘　　图　二井一則（山形大学）

主　　译　崔　勇

副 主 译　杨　宁　金玉莲　林　颖

世界图书出版公司

西安　北京　上海　广州

图书在版编目（CIP）数据

经外耳道耳内镜手术学：手术技巧图解/（日）欠畑誠治
著；崔勇主译.—西安：世界图书出版西安有限公司，2019.3
ISBN 978-7-5192-6031-6

Ⅰ.①经… Ⅱ.①欠… ②崔… Ⅲ.①内窥镜—应用—耳
疾病—耳鼻喉外科手术—图解 Ⅳ.① R764.9-64

中国版本图书馆 CIP 数据核字（2019）第 043400 号

书　　名	经外耳道耳内镜手术学：手术技巧图解	
	JINGWAIERDAO ERNEIJING SHOUSHUXUE：SHOUSHU JIQIAO TUJIE	
原　　著	［日］欠畑誠治	
主　　译	崔　勇	
责任编辑	卢　静	
装帧设计	新纪元文化传播	
出版发行	世界图书出版西安有限公司	
地　　址	西安市北大街 85 号	
邮　　编	710003	
电　　话	029-87214941（市场营销部）	
	029-87234767（总编室）	
网　　址	http://www.wpcxa.com	
邮　　箱	xast@wpcxa.com	
经　　销	新华书店	
印　　刷	陕西金和印务有限公司	
开　　本	889mm×1194mm　　1/16	
印　　张	10.25	
字　　数	150 千字	
版　　次	2019 年 3 月第 1 版	
印　　次	2019 年 3 月第 1 次印刷	
版权登记	25-2019-021	
国际书号	ISBN 978-7-5192-6031-6	
定　　价	118.00 元	

医学投稿　xastyx@163.com　‖　029-87279745　87284035
☆如有印装错误，请寄回本公司更换☆

（按姓氏笔画排序）

王　斐　中国医科大学附属第一医院耳鼻咽喉头颈外科

王　瑾　中国医科大学附属盛京医院耳鼻咽喉头颈外科

王婧婷　哈尔滨医科大学附属第二医院耳鼻咽喉头颈外科

田　媛　中国医科大学附属盛京医院耳鼻咽喉头颈外科

汉桂华　吉林省抚松县人民医院耳鼻咽喉科

朴美兰　延边大学附属医院耳鼻咽喉头颈外科

任庆春　大连医科大学附属第一医院耳鼻喉科

全亮亮　北部战区总医院整形外科

李　阳　西安交通大学第二附属医院耳鼻咽喉头颈外科

杨　宁　中国医科大学附属第一医院耳鼻咽喉头颈外科

杨小营　沈阳市第四人民医院耳鼻咽喉头颈外科

吴小寒　吉林省龙井市人民医院眼耳鼻咽喉科

宋　昱　北京大学第三医院耳鼻咽喉头颈外科

张　弛　汕头大学医学院耳鼻咽喉头颈外科（硕士研究生在读）

陈　玲　中国医科大学附属盛京医院／鞍山市长大医院耳鼻咽喉头颈外科

林　颖　空军军医大学附属西京医院耳鼻咽喉头颈外科

金　军　延边大学附属医院耳鼻咽喉头颈外科

金玉莲　延边大学附属医院耳鼻咽喉头颈外科

金海南　延边大学附属医院耳鼻咽喉头颈外科

姜　宪　延边大学附属医院耳鼻咽喉头颈外科

耿娟娟　广州市中西医结合医院耳鼻咽喉头颈外科

高　丽　京都大学医学部附属病院耳鼻咽喉科头颈部外科（博士在读）

盛　宇　中国医科大学附属盛京医院耳鼻咽喉头颈外科

崔　勇　广东省人民医院耳鼻咽喉头颈外科

蓝志杰　厦门弘爱医院耳鼻咽喉头颈外科

魏　薇　中国医科大学附属盛京医院耳鼻咽喉头颈外科

主　编

欠畑誠治　　　山形大学医学部耳鼻咽喉・頭頸部外科学講座

插图绘制・主编助理

二井一則　　　山形大学医学部耳鼻咽喉・頭頸部外科学講座

编　者

欠畑誠治　　　山形大学医学部耳鼻咽喉・頭頸部外科学講座

伊藤　吏　　　山形大学医学部耳鼻咽喉・頭頸部外科学講座

窪田俊憲　　　山形大学医学部耳鼻咽喉・頭頸部外科学講座

古川孝俊　　　山形大学医学部耳鼻咽喉・頭頸部外科学講座

松井祐興　　　山形大学医学部耳鼻咽喉・頭頸部外科学講座

杉山元康　　　山形大学医学部耳鼻咽喉・頭頸部外科学講座

中島小百合　　山形大学医学部耳鼻咽喉・頭頸部外科学講座

渡邊千尋　　　山形大学医学部耳鼻咽喉・頭頸部外科学講座

齊藤彰子　　　日本海総合病院耳鼻咽喉・頭頸部外科

金子昌行　　　埼玉県立がんセンター頭頸部外科

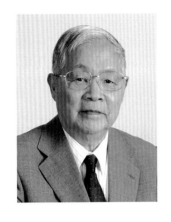

非常荣幸接受日本山形大学欠畑誠治教授的邀请，为他的《经外耳道耳内镜手术学：手术技巧图解》的中文版作序。欠畑誠治教授近年来在耳内镜外科领域倾注了极大的心血，为推动耳内镜手术在亚洲乃至全球的发展做出了重要的贡献。相信很多同道都会为他的这份热忱，以及对新技术不懈追求的精神所感动。

迄今，耳内镜手术仍然是一个新生的事物，所以本书的出版可谓恰逢其时。本书从基础到临床，从科学理论到具体的手术操作，对耳内镜外科进行了系统阐述；超过半数的内容都是从具体病例出发，一步步地（step by step）讲解具体的手术细节；并且采用了手术照片和手绘图片相对照的方式，让阅读变得更加容易。相信即使对于技术娴熟的耳外科医生，仍然会开卷有益。尤其值得称道的是，本书不但讲述了耳内镜的优势，还讨论了目前该领域存在的挑战，以及耳内镜先行者们为了解决这些问题所做出的努力，并且介绍了耳内镜手术与显微镜手术的互补性。

本书由国内青年医生精心翻译，他们利用互联网的力量聚合在一起，为国内耳内镜手术的发展贡献出自己的力量，我对他们的努力表示由衷的赞赏。

中国科学院院士

王正敏

2019 年 3 月 11 日

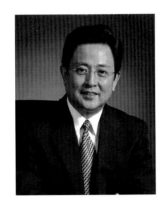

内镜微创技术是当今医学发展的主流。耳内镜技术因有利于实现耳外科微创之理念而备受关注。十余年来，学界对耳内镜手术经历了从认识、质疑、接受到发展的过程。尤其是近几年，随着耳内镜解剖及生理研究的深入以及耳内镜高清技术的进步，其发展日盛并逐步成为引领学科发展的热点领域之一。作为新兴技术，我们应该客观看待其优势和局限，使其真正成为诊治利器而造福患者。这不仅需要深入钻研、积累经验，更要向国际同道们虚心学习，取长补短。

欠畑诚治教授是久负盛名的国际耳内镜外科的先行者和推动者之一。他在 *Transcanal Endoscopic Ear Surgery* 一书中对其长期探索而形成的学术思想和手术技巧进行了系统论述。本书图片术野完美，结构清晰，易读易懂，能够再现手术实况，是学习借鉴日本同道学术思想和手术经验的难得资料。

值得称道的是，译者均为国内耳科青年才俊，他们紧跟国际发展趋势，身体力行并积极推动新技术传播。在繁忙之余，他们能够细致严谨地翻译出如此高质量的著作，让我看到了中国耳外科领域新鲜的力量和蓬勃的朝气，因而倍感欣慰。我非常愿意向广大耳科医生推荐本书，并期待本书对我国耳外科事业发展起到推动作用。

中华医学会耳鼻咽喉头颈外科分会名誉主委

解放军总医院耳鼻咽喉头颈外科　教授

郭东一

2019 年 3 月 12 日

第一次结识欠畑誠治教授是在 2016 年 5 月，当时我在香港中文大学举办的第一届耳内镜学习班上聆听了他的讲座。5 月的香港中文大学校园里，凤凰花开得异常绚烂，但更加吸引我的是在教室内欠畑誠治教授讲解的内容，我当时就被耳内镜下清晰的世界所震撼。

之后由于耳内镜手术的关系，在接下来的几年内，频繁地接触到欠畑誠治教授。2018 年 5 月，在首尔举行的第六届东亚耳科会上，他兴致勃勃地向我介绍了他的新书，这也是促成我们这次翻译工作的契机。

翻译的过程远比想象的要艰苦很多，虽然很快就召集到了二十多位志同道合的同行，初稿也很快收集完成，但真正艰苦的工作才刚刚开始，校稿的过程堪称艰辛。日语的名词、表达方式等，虽然同中文有相似，但又有不同；而我们的医生平时习惯的又是口语化的表达。所以哪怕再小的一个词语的翻译，也往往需要经过一次次的讨论。

但在这个过程中，作为译者的我们，也有了意想不到的收获。正如古人所说，"书读百遍，其义自见"。在之前，我几乎从未像现在这样，数十遍地翻阅同一本专业书。在一遍又一遍的阅读和校对的过程中，慢慢理解到很多泛泛而读所认识不到的精髓，对耳内镜手术的理解也更加深刻，也算是"一分耕耘，一分收获"吧。

在此需要感谢这本书的各位译者，还要感谢很多没有署名的同道、学生及朋友，很多细节的完善都得益于向他们的请教和共同讨论。

最后也要感谢我的家人，在我夜以继日的工作中，对我的体谅和理解。

谢谢大家。

崔　勇

2019.3.11

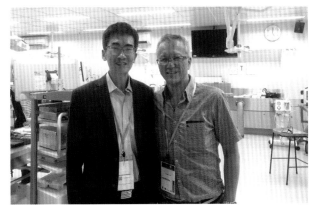

香港 2016.5

（左：崔勇；右：欠畑誠治）

　　正如所有的医疗技术都正在经历的一样，经外耳道耳内镜外科手术（TEES）正处于发展阶段。以光学仪器为代表的医疗器械的发展，曾经带来了耳科手术方式的重大变迁。20世纪50年代双目手术显微镜率先引入耳科，使得耳科手术在当时的外科领域独领风骚。医生对中耳细微结构的可视化以及精细观察的不断追求，是产生更加安全有效的手术技术和方式的原动力。

　　内镜可以自由移动视线，并可抵近观察并放大手术目标，目前的高分辨率摄像头已经超越了人类肉眼的极限。依靠以上的技术，当前的外科手术已经从需要切口的开放式手术转向了微创的锁孔手术。但是同其他外科专业相比，耳科是内镜进入比较晚的领域，这一点值得我们深思。或许是因为显微镜在耳科手术中取得的巨大成功，耳内镜手术到目前为止依然受到广泛的质疑。

　　外科手术与所有的技术或文化艺术一样，都需要老师传授给学生，学生再传授给他的学生，一环一环连绵不断这样传承下去。在这个过程中，传承的内容或重大或细微，但它们都绝非一蹴而就。

　　本书在介绍TEES概念的同时，展示了我们认为的现阶段最佳的手术方式和技巧。本书通过简洁的文字，清晰的照片和精美的插图，一步一步地介绍了TEES手术过程中每一个重要的技巧。大量的术中内镜照片可以帮助大家理解在不同的术野中，需要使用何种器械以及如何使用它们。不仅如此，由于这些示意图的执笔者本身也对TEES有深刻的理解，所以这些插图甚至比实物照片更容易被读者所领会。

　　与其只拥有一位无所不能的超级手术医生，我认为培养出百名理解手术概念，接受良好的系统训练，可以精准地施行手术的医生更加重要。因为这百名医生可以继续传承给另外的百位医生。如果说作为医生的最高愿望是"让世界上更多的人展现笑脸"的话，那么我想这只有通过师徒一代代的传授才能实现。

　　我科多位医生参与了本书的编写，其中既有具有丰富手术经验的资深医生，也有最近才接触这一领域的年轻医生。例如，负责编写骨凿敲击方法部分的医生虽然从业时间不长，但是正因为如此，才能够从崭新的视角将骨凿敲击方法的精华和窍门呈现给大家。在这个领域，他的的确确是我们的老师。

师者之所以为师，是因为他从他的老师那里学到并掌握了知识并再传授给我们。然而并非直接指导自己学习的方可以称之为师，通过教科书或论文传道授业的也是我们的老师。

我们既是前人的学徒，亦是后人的师长。

谨以此书纪念已逝的渡边知绪医生。

欠畑誠治

2018 年 4 月

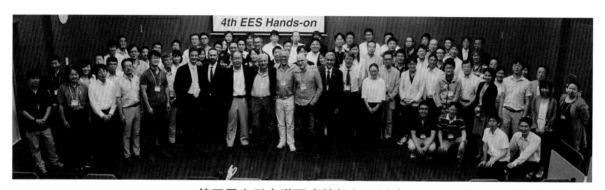

第四届山形大学耳内镜解剖研讨会

郑重声明

　　本书的内容旨在进一步促进科学研究，并不为特定患者推荐或推广特定的诊断、治疗方法。出版商、作者、译者没有就本书内容的精确性和完整性作任何保证，并且明确否认任何负责任的保证，例如针对特定目的健康和疗效的保证。针对正在进行的研究、设备升级、仪器更新换代、政府法规的变化、设备和用药等信息的不断完善，有读者要求审查和评估其包含的详尽信息例如每种药物、设备和装置的各种信息，并希望对部分问题提供详细的指示、警告和预防措施，对于这种情况读者应适当咨询专家。任何组织或网站在本书中被引用时，并不意味着作者或出版商认可该组织或网站提供或建议的任何信息。读者还应意识到，本书所列的互联网网站在著书和阅读时可能发生变化甚至消失，本作品的任何推广声明，不为其提供任何担保。无论是出版商还是作者，都不对由此产生的任何损害负责。

    本书是我的挚友誠治和他的同事，尤其是已故的、深受爱戴的渡边知緒博士以及誠治的得力助手伊藤吏博士，多年来共同努力的成果。在此，我想强调欠畑教授在耳内镜外科学发展中的开创性工作及其在业界推广的贡献。尤其是他在日本山形县主办的耳内镜解剖研讨会深受欢迎，成为耳内镜外科手术在亚洲广泛开展的起点。

    本书内容详尽，插图精美（插图均由精于耳内镜外科的二井一则博士亲手绘制），书中将插图与真实的术中内镜下照片相结合，是一本不可多得的教材。本书集合了日本学者在耳内镜外科方面的实践经验与心得体会，不仅对初学者非常有用，而且对于有耳内镜外科手术经验者也有所裨益。

    祝贺誠治和他的优秀团队对本领域的卓越贡献。

意大利摩德纳大学医院

耳鼻喉科教授

Livio Presutti，MD

2018 年 4 月

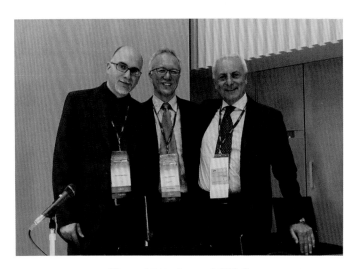

第 30 届 Politzer 耳科会

（自左向右：Daniele Marchioni 教授，欠畑誠治教授，Livio Presutti 教授）

　　本书的主编欠畑誠治先生是世界上著名的 TEES 的先行者。我还记得欠畑先生前往山形大学就任教授之时，正是 2011 年东日本大地震之后的那个 7 月。从那以后，他每年都会召开内视镜下耳科手术的学习班，并且在日本掀起了全新耳科手术的风潮。

　　熟悉欠畑教授的人都知道他的奉献精神。本书的编写方式也不负众望，读者可在欣赏丰富的照片和插图的同时理解 TEES。二井一则先生的手绘插图异常优美，丝毫不逊色于专业画家。加之他本身也是一名耳鼻喉科医生，因此出自他手的插图大可放心参照。山形大学耳鼻咽喉 – 头颈外科的众多人员参与编写的该书，作为清晰易懂的图册获得了巨大的成功。同时他们齐心协力，创造性地开发出了众多必要的设备，让人不得不为这份热忱而感动。

　　本书可谓 TEES 初学者的必读之书。即便是显微镜为主，内视镜为辅进行耳科手术的鄙人也受益匪浅。谨将此书推荐给所有参与耳科手术的耳鼻咽喉科医生！

仙塩利府病院／東北大学名誉教授

小林俊光

2018 年 4 月

示 例

在本书中不同组织结构用不同颜色绘制，具体如下图所示：

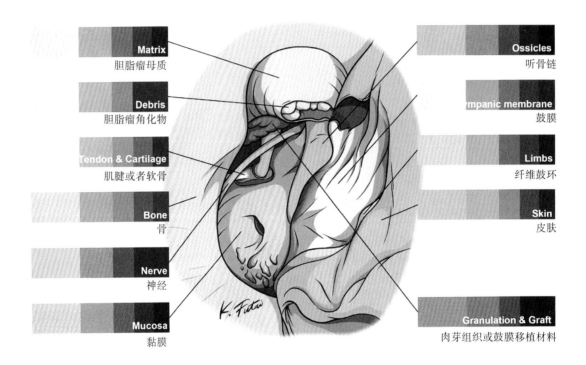

Matrix
胆脂瘤母质

Debris
胆脂瘤角化物

Tendon & Cartilage
肌腱或者软骨

Bone
骨

Nerve
神经

Mucosa
黏膜

Ossicles
听骨链

Tympanic membrane
鼓膜

Limbs
纤维鼓环

Skin
皮肤

Granulation & Graft
肉芽组织或鼓膜移植材料

目　录
contents

第 5 章　新器械给耳内镜手术带来的革新

花　絮

第1章

TEES 总论

TEES 的历史和概念
History and Concept of TEES

欠畑誠治

经外耳道耳内镜手术（TEES）的概念

TEES

经外耳道的耳内镜手术（transcanal endoscopic ear surgery，TEES）是指几乎所有的手术操作都是经过外耳道完成的耳科锁孔手术。随着内镜及手术器械的发展，无须做外部切口，直接通过外耳道即可进行中内耳手术。加之高清显像系统的发展，使 TEES 成为直视下的微创、安全且可改善功能的耳科手术方式。

手术入路的变迁

在耳鼻喉科领域中，目前已开展了经鼻的内镜鼻腔鼻窦手术、前颅底手术以及经口的喉内镜手术，甚至经口的机器人手术也已经成为现实。与传统手术方式不同，它们无须采用外部切口，可以直接利用鼻腔、口腔等自然存在的解剖通道进行手术。

在鼻内镜产生之前，鼻窦手术入路一般采用唇龈沟切口，该入路需要凿开上颌骨前壁到达上颌窦，完全去除鼻窦黏膜，做所谓的"根治性"手术。而鼻内镜手术采用鼻腔入路，手术的目的是改善鼻窦换气功能，并保存鼻腔鼻窦黏膜的功能。

TEES 与鼻内镜手术理念相似，其主要是通过外耳道入路切除病变。外耳道是进入中耳和内耳最自然的解剖通路，TEES 可以恢复中耳通气功能，保存中耳正常黏膜，可以称之为耳鼻喉科手术领域的新范式。

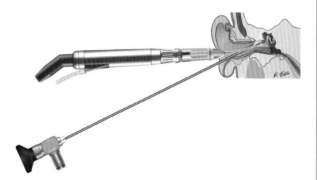

动力设备辅助的 TEES（动力 TEES）

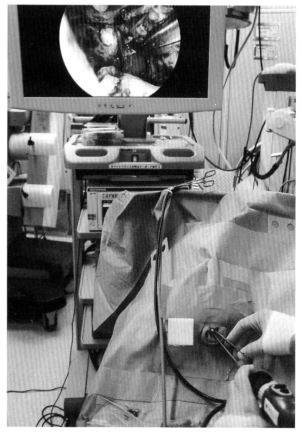

TEES 手术场景
利用高清图像系统，经外耳道进行手术操作

20 世纪医疗的变革 1

手术用双目显微镜的出现

20 世纪医疗的最大变革之一，是将双目显微镜引入外科手术。显微镜可以让术者看到更加微细的解剖结构。相对于之前用肉眼进行的手术，借助显微镜的放大作用，可以使手术变得更加精细和安全，可以更加准确地切除病变组织。

耳科手术是最早得益于显微镜的引入，从此保存听力的中耳手术成为可能。显微镜的引入充分拓展了耳科手术的领域，目前仍在广泛采用的鼓室成形术、鼓膜成形术、镫骨手术、人工耳蜗植入术以及侧颅底手术等手术方式相继被创立并完善。

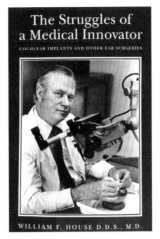

被誉为耳神经科学之父的 House 的传记

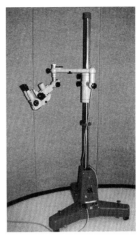

OPMI-1（蔡司）
世界上最早的双目手术显微镜

专栏

耳科手术的进步

在 20 世纪 50 年代显微镜引入耳科手术前，乳突切开术或乳突根治术都是在肉眼下完成的。从一段英国 20 世纪 30 年代的手术录像来看，当时的手术采用耳后切口，外耳道环形切开暴露术野，术中使用骨锤及骨凿开放乳突并削低面神经嵴。但是根据患者出院时的照片来看，患侧出现了明显的面神经麻痹。显微镜引入耳科手术后，可以在镜下充分暴露面神经走行，术者一手持电钻，一手持吸引器进行操作，术中损伤面神经的风险显著降低。

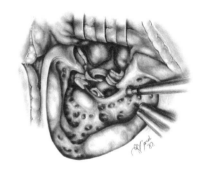

开放式乳突切开术
术者右手持电钻，左侧持吸引器。
（Glasscock-Shambaugh Surgery of the Ear. 6th ed. People's Medical Publishing House-USA, 2010[1]）

20 世纪医疗的变革 2

内镜及摄像显示系统的出现

第二个带来变革的是内镜和高清摄像显示系统的出现。内镜具有广角视野，视点便于移动，可以靠近并放大手术目标等优点。内镜及高清显像系统的出现，使得原来需要外切口的外科手术，转变为内镜下微创的锁孔手术。原来在显微镜下手术存在死角，以及深部的视野更加狭窄等缺点都得以解决或改善。

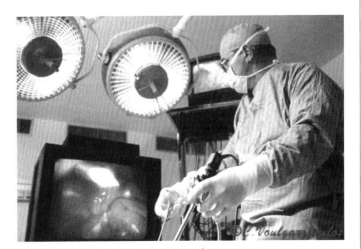

腹腔镜胆囊切除术（Mouret，1987）

超越人类肉眼的图像 1

目前由于采用了全高清甚至 4K 的摄像显示系统，内镜视频画面已经超越人类视网膜的分辨率，图像的对比度、明亮度以及色谱都可以进行调整，术者可以观看实时视频画面进行手术。

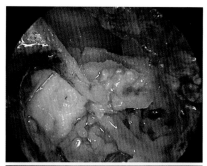

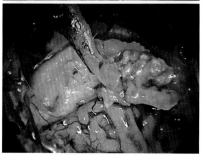

先天性胆脂瘤

上图：常规光

下图：调节色谱为 SPECTRA B 模式，可以把胆脂瘤母质与周围组织更加容易地区分开

超越人类肉眼的图像 2

摄像显示系统的出现带来的另外一个巨大变化，就是术者再也无须把眼睛靠近内镜进行观察。术者可以采用最适合的角度插入内镜，助手、器械护士及参观者都可以观看同一显示系统，采用最舒服的姿势进行手术操作。

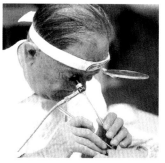

内镜使用的早期照片：
内镜与额镜同时使用

专栏

从"大医生，大切口"到"小切口，大医生"的转变。

一直以来都有"大医生，大切口"的说法，也就是说能够充分暴露术野，在直视下安全完成手术的才是优秀的外科医生。例如，在腹部的手术中，采用正中切口获得清晰暴露的视野，术中需要的话可以继续扩大切口以暴露更大的视野。

与之相反，现在认为，能够用小切口完成微创手术的医生才是优秀的外科医生。腹部和胸部手术之所以可以采用小切口完成，需要归功于腹腔镜、胸腔镜等内镜及摄像系统的发展。

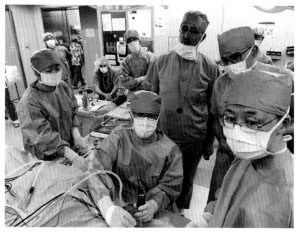

TEES 手术场景照片
术者、助手、器械护士、参观者可以一同观看手术画面

耳科手术的基本理念

迄今为止的耳科手术一般是经耳前或耳后切口在显微镜下进行。为了确保良好的手术视野和操作空间，特别强调术野暴露的"碟形化"和重要解剖结构的"轮廓化"。

耳科手术的一个基本理念就是必须在充分直视所有重要解剖结构下，安全地进行手术操作。以胆脂瘤手术为例，需要连续完整的剥离胆脂瘤母质。无论是显微镜手术或者耳内镜手术，耳外科医生都必须始终坚持这些基本理念。

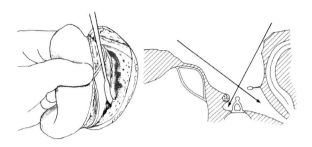

显微镜下手术特点：
多采用耳后切口，充分暴露术野及直视重要解剖结构。
（改编自：Fisch U. et al. Tympanoplasty, mastoidectomy and stapes surgery. 2nd ed. Thieme Medical Pub, 2007）

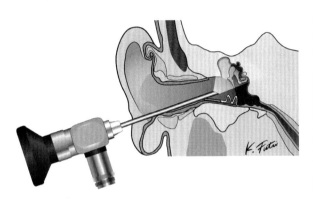

TEES 特点：
在广角视野下，可以抵近观察并放大局部结构，减少了手术死角的存在

▶▶ 文献

[1] Kveton JF. Open cavity mastoid operations//Gulya AJ. Glasscock-shambaugh surgery of the ear, 6th ed. People's Medical Publishing House-USA, 2010: 515–527.

花 絮

专题名称：内镜在中耳胆脂瘤手术中的应用
会议主席：Ferhan Öz（土耳其）
专题主席：Muaaz Tarabichi（阿联酋）
专 家：Mohamed M.K. Badr-El-Dine（埃及），Seiji Kakehata（日本），Mohan Reddy（印度），David Pothier（英国），Daniele Machioni（意大利）

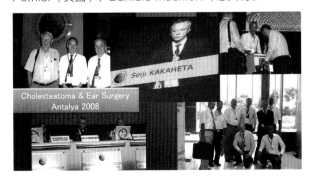

耳内镜手术的第一个国际会议专题

在 2008 年土耳其安塔利亚举行的"胆脂瘤＆耳外科"大会上，首次在国际学术会议上出现了耳内镜手术的专题。专题讨论的主题是"内镜在中耳胆脂瘤手术中的应用"，出席的专家有耳内镜手术的发起人 Muazzo Tarabichi，现国际耳内镜手术协作组（IWGEES）主席 David Pothier，现 IWGEES 秘书长 Mohamed Badr-El-Dine，有耳科界的米开朗琪罗之称的 Daniele Marchioni，以及来自日本的欠畑誠治。之所以大家可以在同一时期开展 TEES，需要归功于光学设备和高清摄像显示系统的高速发展。

（欠畑誠治）

（杨小营 耿娟娟 译）

TEES 的适应证及面临的挑战
Indication for TEES and Challenges to Overcome

欠畑誠治

TEES 的目的

中耳手术的目的

　　1）彻底清除病变组织。

　　2）避免手术并发症。

　　3）保留中耳正常解剖结构。

　　4）改善听力及中耳生理功能。

TEES 的目的

　　1）可以观察及处理死角区域，从而完整切除胆脂瘤等病变组织。

　　2）保留外耳道后壁，减少术后并发症。

　　3）尽可能少地切除骨组织并尽量保留乳突气房和黏膜。

　　4）确保换气通路畅通以达到改善生理功能的目的。

　　5）施行有效的听骨链重建。

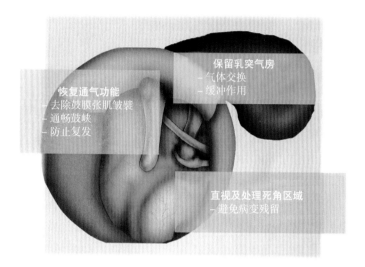

TEES 的目的

（版权：Marchioni D）

中耳手术的分类

　　耳内镜在经外耳道鼓室、前鼓室、后鼓室及上鼓室入路手术中具有优势。而显微镜在经鼓窦进行深部病变清除，以及需要进行乳突皮质骨切除的入路中更具优势。

　　因此，结合并利用内镜和显微镜的各自优势，中耳手术可分为以下四类：

　　1）经外耳道的耳内镜手术（transcanal endoscopic ear surgery：TEES）。

　　2）单纯显微镜手术（microscopic ear surgery：MES）。

　　此外，将 1）和 2）进行组合：

　　3）显微镜辅助的 TEES。

　　4）耳内镜辅助的 MES。

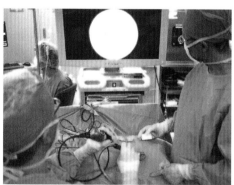

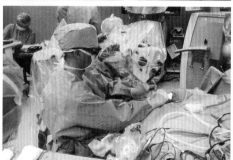

TEES（上）和 MES（下）的手术场景

TEES 的特征

TEES 的优点

1）视野较宽，由于可以更靠近手术部位，而且具有放大效果，所以耳内镜下很少有死角。

2）无须耳后切口，骨质去除可控制在最小范围，损伤较小。

3）由于他人可观看到术者的整个操作过程和术野，有利于临床教学。

4）可在实时同步内镜视频画面下进行手术操作。

TEES 的缺点

1）是通过狭窄的外耳道进行的锁孔手术（keyhole surgery）。

2）大部分手术操作由单手完成（one-handed surgery），该技术存在一定难度，需要使用和 MES 不同的特殊技巧和手术器械。

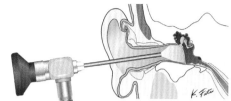 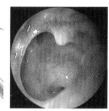

TEES

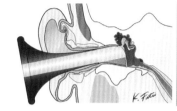 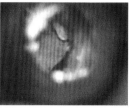

MES

经 TEES 和 MES 观察鼓膜的模式图及鼓膜像的区别（慢性中耳炎鼓膜穿孔病例）

经 TEES 可观察到鼓膜全貌；但由于外耳道存在生理弯曲，MES 无法观察到鼓膜穿孔的前缘

死角的处理

　　大部分中耳疾病发生在鼓膜及其相邻部位。后鼓室和前鼓室是经 MES 胆脂瘤术后残留的常见部位。

广角视野

　　由于耳内镜具有广角视野，内镜插入外耳道后，可以在同一视野观察到鼓膜全貌，进而能确定病变和范围。

抵近观察

　　由于耳内镜能近距离观察，在显微镜下容易成为死角的后鼓室和前鼓室区域（鼓室窦、面神经隐窝、管上隐窝、咽鼓管等），甚至在 0° 内镜下都可直接窥及，从而方便进行手术操作。

*：鼓膜张肌皱襞，自咽鼓管上嵴（supratubal ridge）至鼓膜张肌腱（tensor tympani tendon）之间形成的皱襞。

**：鼓室窦。

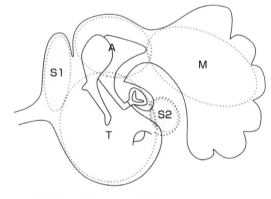

中耳腔的分区（STAM 系统）

S：难接近的部位；T：鼓室（tympanic cavity）；A：上鼓室（attic）；M：乳突（mastoid）。

S1：管上隐窝（supratubal recess）（图 S1 为右耳）。

S2：鼓室窦（sinus tympani）（图 S2 为左耳）。

（改编自：Yung M, et al. J Int Adv Otol, 2017[1]）

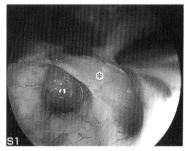 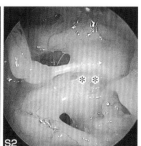

确保中耳换气通路畅通

鼓峡为中下鼓室和上鼓室之间主要的换气通路，其阻塞可引起多种中耳疾病。部分人群的鼓膜张肌皱襞中央形成裂孔，因为其位于鼓峡之前，所以称之为前方换气通路。中耳手术操作的重要步骤之一是确保经鼓峡的后方换气通路，以及经鼓膜张肌皱襞裂孔的前方换气通路的畅通。

①确保后方换气通路畅通

TEES 可在不移除听骨链的情况下，观察和清理鼓峡处病变。

②确保前方换气通路畅通

许多胆脂瘤病例是由于经过鼓膜张肌皱襞 * 裂孔的前方换气通路阻塞所导致，所以确保尽可能大的前方换气通路是恢复上鼓室、鼓窦的换气通路畅通的重要手术步骤。

　* 鼓膜张肌皱襞是位于管上隐窝的咽鼓管上嵴（supratubal ridge）和鼓膜张肌腱之间的皱襞，管上隐窝位于齿突（cog，亦可称为 anterior attic plate）前方。

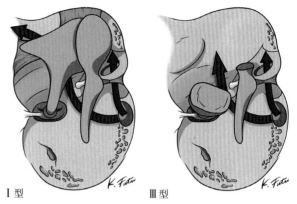

Ⅰ型　　　Ⅲ型

确保换气通路畅通（前方和后方）（左图为鼓室成型术Ⅰ型，右图为Ⅲ型）
清理鼓峡处病变，确保后方换气通路（蓝线）；开放鼓膜张肌皱襞，确保前方换气通路（红线）

乳突及乳突黏膜的保留

内镜下经外耳道只需行最低程度的骨质切除，即最大限度地保留皮质骨、乳突气房及黏膜，能避免术后耳廓后方乳突区域塌陷变形，确保中耳的气体交换功能和缓冲作用。

逆行法最小乳突切开术（自内向外技术）[retrograde mastoidectomy on demand（inside-out technique）] [2-3]

手术中可以使用各种动力设备，例如，可同时完成去骨、冲洗和吸引的超声骨刀，以及适用于狭窄术野的超细弯钻头等，可以在最低程度的去骨操作下将病变彻底清除。

根据病变的范围，依次行经外耳道的上鼓室开放，鼓窦开放的逆行法最小乳突切开术（retrograde mastoidectomy on demand）是 TEES 的基本术式，可以尽可能多地保留中耳乳突黏膜和乳突气房。

参见第 3 章中耳内镜逆行法最小乳突切开术（第 41 页）。

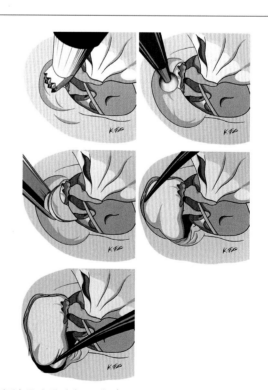

逆行法最小乳突切开术（retrograde mastoidectomy on demand）
使用超声骨刀及使用超细弯钻头的电钻等动力器械切削内侧骨壁形成一层骨板。采用骨凿、骨锤或锐利的刮匙将骨板去除。剥离并去除胆脂瘤，注意保留中耳正常黏膜

TEES 的适应证

在解剖学上，中耳腔分为前鼓室（P）、鼓室（T）、上鼓室（A）和乳突（M）（来自日本耳科学会，2015 年版本）。TEES 适合处理 P、T、A 区域的病变，通过最低程度的骨质去除，处理各种中耳病变。然而该术式需经外耳道入路，所以存在一定局限性。

①和 TEES 相关的外耳道评估

为了避免耳内镜和手术器械的互相干扰，我科使用外径 2.7mm，有效长度 18cm 的小儿硬质鼻内镜（KARL STORZ）*。儿童病例如果在 CT 上显示外耳道骨性段最狭窄处短径在 3mm 以上，长径在 5mm 以上者，即可行 TEES。即使对于外耳道狭窄的幼儿，由于外耳道较成人短且直，仍然是 TEES 的良好适应证。

②不同病变范围的适应证

1）TEES

既往的 TEES 的手术范围仅限于上鼓室，但随着动力设备的出现，当前 TEES 的手术范围已扩展至鼓窦（限于 Donaldson 线**的前方，或者至外半规管后端为止）。

2）耳内镜 – 显微镜联合手术（完壁式，canal wall up，CWU）

适用于扩展至 Donaldson 线后方及侵犯乳突区中部的胆脂瘤病例或儿童胆脂瘤病例。在后者中，胆脂瘤常常侵袭至大量乳突气房。

在该手术入路中，耳内镜不但可以通过外耳道，亦可经显微镜下开放的乳突进入中耳进行观察和手术操作。

3）开放式手术（canal wall down，CWD）

如果合并颅外并发症，需要采用显微镜下的乳突开放术。乳突气房发育较好的病例可行软壁式重建。

* 译者注：我们亦推荐外径 3mm，长度 14cm 的内镜。

**Donaldson 线：水平半规管隆起的延长线。

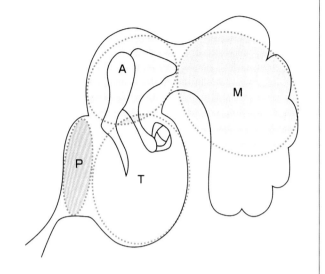

日本耳科学会制定的中耳解剖分区
P：前鼓室；T：鼓室；A：上鼓室；M：乳突

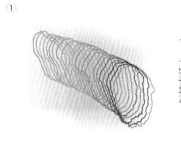

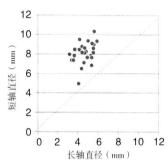

外耳道最狭窄处
（Ito T, et al. Int J pediatr, 2015[4]）

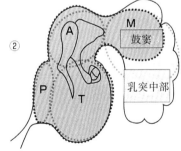

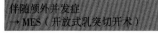

侵犯鼓窦，位于 Donaldson 线之前
→TEES

侵犯乳突中部，越过 Donaldson 线
→耳内镜 – 显微镜联合手术

伴随颅外并发症
→MES（开放式乳突切开术）

TEES 的适应证
上图的蓝色区域，是当前 TEES 手术的适用范围

TEES 的局限及对策——2D 画面

针对 2D 画面的局限：采用高分辨率、高清晰度的显示系统

　　使用高分辨率，高对比度的全高清（full HD）显示系统可以弥补 2D 的局限。由于术者对手术解剖非常熟悉，有良好的空间感，所以基本不存在由于 2D 画面带来的空间识别障碍。今后，随着 4K 及 8K 的高画质、高对比度技术的进一步发展，3D 空间感可以进一步得到优化。

　　此外，随着图像处理技术的进步，区别正常和病变组织也将变得更加容易。

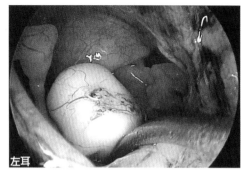

先天性胆脂瘤
0°内镜下所见鼓室窦内的胆脂瘤，可以在直视下摘除

TEES 局限及对策——"筷子效应"（side-by-side insertion）

①使用较细的手术器械

　　只要外耳道孔径允许内镜和手术器械同时进入，即可行 TEES。由于外耳道内器械间存在互相干扰，建议尽可能使用较细的内镜和手术器械。

②带角度或弧度的手术器械

　　在 TEES 中，耳内镜和器械需要并行进入长约 2cm 的骨性外耳道内，建议使用带角度或弧度的手术器械。

③耳道外的互相干扰

　　使用一定长度的耳内镜，保持摄像头和手术器械［特别是动力设备（powdered instruments）］不处于同一高度，可以有效地避免两者之间的互相干扰。因此，同时考虑到分辨率的因素，我科使用外径 2.7mm，长度 18cm 的内镜[*]。

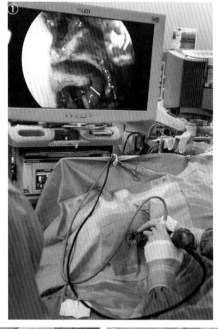

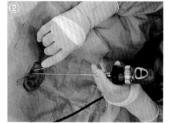 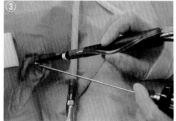

专　栏

　　TEES 是经外耳道入路的锁孔手术（keyhole surgery），翻起鼓外耳道皮瓣，进入鼓室后，术野即变得宽广。此外，采用最低程度的去骨操作即能得到手术所需的操作空间（working space），相比越到深处视野越窄的显微镜，内镜只需越过最窄部位即能得到广阔的视野，这是耳内镜的一大优点。

[*] 译者注：外径 3mm，长度 14cm 的内镜也不容易同器械互相干扰，但 11cm 的内镜则比较容易。

TEES 的局限及对策——手抖

为了防止耳内镜操作时手抖，需要选取合适内镜支点。TEES 时，将手肘和外耳道软骨部两个部位作为支点，可获得没有手抖的稳定画面。

①外耳道软骨部的支点

将内镜镜杆靠于外耳道软骨部，即可稳定进行耳内镜操作。

②手肘的支点

术中可用托手架支撑手肘；或者可以使用 iArmS®，后者可追踪术者手肘的移动，并且在任意位置为手肘提供支点，有助于维持耳内镜的稳定并减轻术者的疲劳。

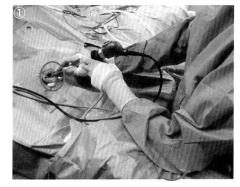

TEES 时，将手肘和外耳道软骨部作为支点

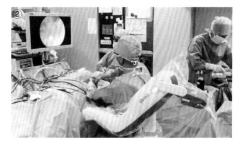

使用 iArmS® 时的手术场景

TEES 的局限及对策——单手操作 1

TEES 需用一只手握持内镜，因此只能用另外一只手进行单手操作。但通过各种手段，大部分耳内镜操作均可经单手完成。

①使用肾上腺素棉粒

肾上腺素棉粒不仅有止血的目的，还可当成第二只手来使用，例如，鼓外耳道皮瓣翻起后可以置于其后方固定皮瓣；或者置于需剥离组织和正常组织间，这时具有对抗牵引的作用。

②使用抓持力强的钳子

显微钳在 TEES 术中进行剥离操作时非常有用，最好使用头端尖细并且抓持力强的显微钳。分离胆脂瘤时可以轻轻钳住母质附着处并反复进行牵拉。此外，前端左弯、右弯的钳子，能够解决之前角度镜下"看得到，够不着"的窘境。内镜直视下可确认被抓持组织的情况，从而使手术操作更加安全。

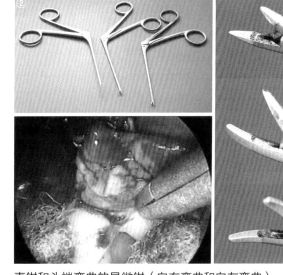

直钳和头端弯曲的显微钳（向右弯曲和向左弯曲）
由于表面涂有极致黑钻碳纳米管（ultimate diamond carbon nanotube）而具有较强的抓持力。右侧照片显示正在将鼓膜从胆脂瘤母质上用显微钳进行牵拉剥离

要点 & 诀窍

显微镜手术时，可以同时进行双手操作，一手持剥离子等器械，另一只手持吸引器。吸引器不但可以吸血，还可以牵拉组织进行操作。但耳内镜手术则是单手操作，不能在吸引的同时进行牵拉组织的操作，因而需要特殊的操作技巧。

TEES 的局限及对策——单手操作 2

③带吸引的器械

耳内镜手术中的止血可以使用肾上腺素浸泡过的脑棉或小棉粒，以及精细双极电凝。翻起鼓外耳道皮瓣（tympanomeatal flap）是最容易出血的步骤，这时可以使用带吸引器的剥离子。来自鼓乳裂的小血管出血可以用精细的双极电凝止血。

④两人三手技术（three-handed surgery）——双手操作技术

当胆脂瘤侵入镫骨前后弓之间的闭孔，清除病变时需要另一手持器械抵住镫骨限制其活动，从而避免镫骨过度活动损伤内耳甚至将镫骨拔出；或是翻起鼓外耳道皮瓣后需要修剪皮瓣时，也可由助手手持内镜，术者双手进行手术操作。

⑤两人三手技术——骨凿、骨锤的使用

需要使用骨凿和骨锤时，可由术者固定骨凿，助手用骨锤进行敲击。

⑥水下 TEES（underwater TEES）

使用带弯钻头的动力设备时，可以由助手进行冲水和吸引。当然也可以使用带冲水功能的内镜套（Medtronic）。

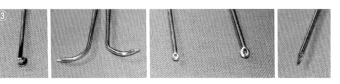

Panetti 带吸引器的器械套装
Panetti 教授开发出的各种带吸引功能的显微器械

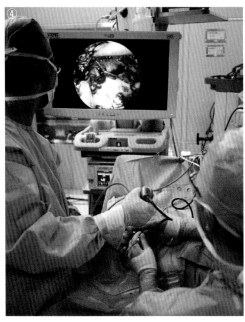

TEES 中的双手操作
助手固定内镜，术者左手持吸引管，右手持显微钳双手进行操作。

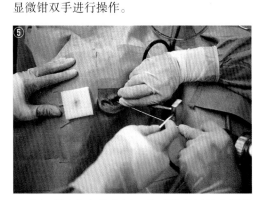

助手左手固定患者头部，右手持骨锤敲击骨凿

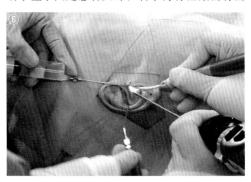

助手右手持吸引管，左手用生理盐水冲洗

要点 & 诀窍

双手操作时，为了在狭窄的外耳道内能置入两个手术器械，内镜无法深入耳道深部。这时耳内镜手术原有的抵近观察和无死角操作的两大优点将无法充分发挥。

胆脂瘤范围的术前诊断——CMFI

TEES 术前对胆脂瘤病变范围的判断非常重要。在颞骨 CT 上，这些病例通常呈现为大片低密度影，但很难将胆脂瘤同积液、肉芽组织区分开，无法判断胆脂瘤病变的具体范围。

①CMFI（DWI）

我科将非平面回波序列的弥散加权成像(non-EPI DWI)和内耳水成像图像进行融合，通过伪彩色技术[*]形成伪彩融合 DWI 图像［CMFI（DWI）］来进行胆脂瘤范围的术前诊断，以决定合适的手术方式[5]。

②CMDWI-CT

此外，我们把 CMFI（DWI）和 CT 图像进行融合，得到伪彩 DWI/CT 融合图像（CMFI-CT），可以清晰地判断胆脂瘤的具体位置[6]。

* 伪彩色技术（color mapping）：根据信号强度高低不同采用不同色彩来表示。

** CMFI（color mapped fusion image）：伪彩融合图像。

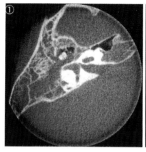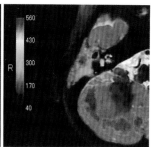

CMFI（DWI）。CT 上可见弥漫性低密度影，CMFI（DWI）可以明确胆脂瘤的具体范围

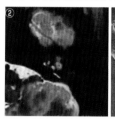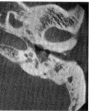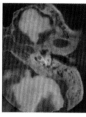

CMDWI-CT。可定位在 CMFI（DWI）上呈现的红色阴影（胆脂瘤）位于鼓室窦

▶ 文献

[1] Yung M, et al. EAONO/JOS joint consensus statements on the definitions, classification and staging of middle ear cholesteatoma. J Int Adv Otol, 2017, 13:1–8.

[2] Kakehata S, et al. Extension of indications for transcanal endoscopic ear surgery using an ultrasonic bone curette for cholesteatomas. Otol Neurotol, 2014, 35:101–107.

[3] Ito T, et al. Safety of ultrasonic bone curette in ear surgery by measuring skull bone vibrations. Otol Neurotol, 2014, 35:e135–139.

[4] Ito T, et al. Transcanal endoscopic ear surgery for pediatric population with a narrow external auditory canal. Int J Pediatr Otorhinolaryngol, 2015, 79:2264–2269.

[5] Watanabe T, et al. The efficacy of color mapped fusion images in the diagnosis and treatment of cholesteatoma using transcanal endoscopic ear surgery. Otol Neurotol, 2015, 36:763–768.

[6] Watanabe T, et al. The efficacy of color-mapped diffusion-weighted images combined with CT in the diagnosis and treatment of cholesteatoma using transcanal endoscopic ear surgery. Otol Neurotol, 2015, 36:1663–1668.

花　絮

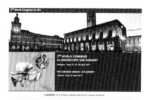
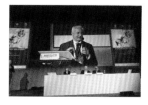
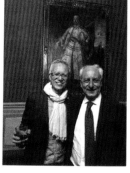

和 Presutti 在支仓常长画像前的合影

第二届世界耳内镜外科大会

第二届世界耳内镜外科大会于 2017 年 4 月，在博洛尼亚召开，这里是耳内镜手术的伟大改进者，意大利摩德纳大学的 Livio Presutti 教授的居住地。Presutti 教授是百年一遇的"超级医生"，以耳内镜外科手术的先驱者而闻名于世，他精通耳科、神经耳科，甚至包括颅底外科，头颈外科，可谓是耳鼻咽喉 – 头颈外科各治疗领域"真正意义上的外科医生"。摩德纳大学的患者来自意大利全国各地，中耳手术患者常需等待三年时间。Presutti 教授不但从周一到周五一直在摩德纳大学的手术室里为患者实施手术，而且在以前工作过的博洛尼亚大学及相关医院的耳鼻喉科和脑外科遇到复杂病例，或者出现并发症的时候，他也会及时提供咨询和帮助，被誉为最后的堡垒和希望。

（欠畑誠治）

（高丽　译）

器械设备，布局和手术环境
Introduction,Equipment,Setting,surgical Environment

松井祐興

①内镜：外径 2.7mm 的 HOPKINS® （KARL STORZ）（0°，30°，70°）长度为 18cm 的光学内镜*。

②摄像头：全高清制式。

③光源装置：LED 光源（冷光源）。

④摄像机（KARL STORZ）。

⑤高清显示系统（KARL STORZ）。

⑥录像系统。

（i）高清影像记录装置：蓝光光碟、DVD、USB、HD（OLYMPUS）。

（ⅱ）SD 录像（手术室专用系统）。

要点 & 诀窍

1. 内镜工作长度较长，持摄像头的手与持器械的优势手均可以有充足的操作空间。

2. 使用 LED 冷光源，避免长时间照射导致的热损伤。

*译者注：我们亦推荐外径 3mm，长度 14cm 的内镜。

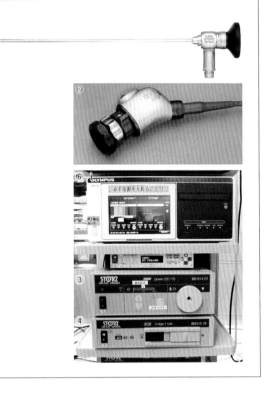

术前准备

①整个手术期间显微镜处于备用状态，以供必要时使用。

②洗手护士位于术者右侧，助手位于患者头侧。

③为保证有足够的器械操作空间，患者与术者之间留有空间，麻醉机在患者的另外一侧。

④备好 iArmS® 自动追踪手臂辅助系统或者肘托。

⑤为防止内镜抖动，术者应将上臂自然下垂靠住肋部，将持镜的左肘部靠在 iArmS® 或者肘托上；内镜靠于外耳道软骨部来维持镜身稳定。

要点 & 诀窍

关键点是要将持镜手臂肘部支点放在患者和术者之间的位置，内镜靠于外耳道软骨部以维持镜身稳定。

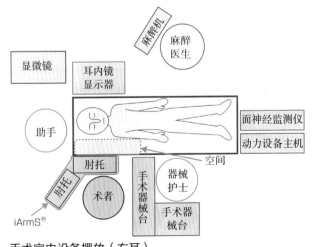

手术室内设备摆放（右耳）

如何获取清晰的手术画面

①助手坐于患者头侧，负责擦拭内镜，传递器械，调整摄像头焦距以及在术者使用骨凿时协助用骨锤进行敲击。

②为防止内镜镜头起雾，可以使用专用的防雾海绵或者液体防雾剂。

③如果内镜镜头污染严重，可用纱布和生理盐水去除污垢后再行防雾处理。

④为了方便内镜的插入，可以在耳廓后方垫以纱布，用胶布将耳廓向后牵拉固定，同时将耳屏向前缝合固定在手术单上。

⑤如果需要调节内镜焦距，建议术者与助手同时观看显示器，由助手负责调节焦距，尤其是在观察鼓室内结构时。

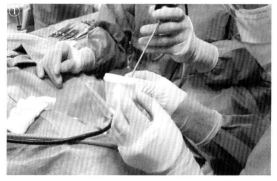
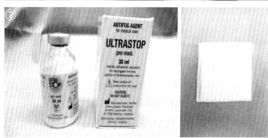
防雾剂　　　　　　　　防雾海绵

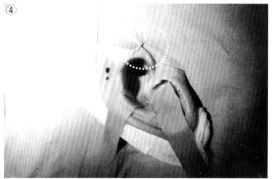

要点 & 诀窍

1. 助手应做好随时擦拭镜头的准备，这一点至关重要。

2. 细心地去除外耳道内的耵聍和毛发，并用生理盐水冲洗外耳道，可以减少内镜镜头污染的机会。

3. 通过分别向前和向后牵拉固定耳屏和耳廓，可以使弯曲的外耳道变直。

控制出血

一般而言，单手操作的手术因为无法同时使用吸引器吸血，所以控制出血显得尤为重要。

①助手应随时准备好肾上腺素棉片，用钳子轻轻夹住递给术者。

②应准备锐利的且不易结焦痂的双极电凝。

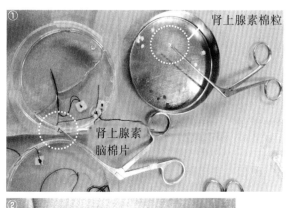
肾上腺素棉粒
肾上腺素脑棉片

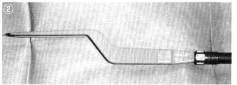

要点 & 诀窍

1. 用肾上腺素棉片压迫出血部位数秒后，吸除血迹并确认有无再出血。

2. 棉片上的线如果太长会妨碍视野，可以事先剪短备用。

（蓝志杰　译）

15

第 2 章

TEES 相关诊断学

耳内镜下中耳解剖
Endoscopic Middle Ear Anatomy

伊藤　吏

耳内镜的优势

　　显微镜为管状视野，狭窄的解剖径路会限制手术视野并阻碍深部结构的观察。而耳内镜是广角视野，内镜可以抵近观察并放大手术目标，清晰地观察到显微镜下不易观察到的死角区域。

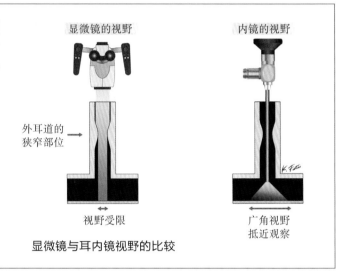

显微镜与耳内镜视野的比较

经外耳道的入路

①显微镜下的外耳道入路

　　日本人的外耳道一般比较狭窄，而且外耳道前壁常有隆起，术中容易遮挡视野，不易看到鼓室前方及后方的区域。

　　为了保证良好的手术视野，往往需要采用耳后切口并且进行骨性外耳道的切削。即便如此，显微镜下依然存在后鼓室的死角区域，难以进行后鼓室的操作。

②耳内镜下的外耳道入路

　　TEES 使用广角视野的耳内镜、全高清（full HD）CCD 摄像头以及高清液晶显示器，可以观察到显微镜下的死角区域并获得高清放大的视野。由于视角发生改变，耳内镜下看到的解剖结构同显微镜下的仍有所区别，所以即使经验丰富的耳显微外科医生，也需要重新熟悉耳内镜下的解剖。

　　与显微镜下观察中耳解剖结构不同，TEES 使用不同角度的耳内镜可以更全面地看清中耳的解剖结构。

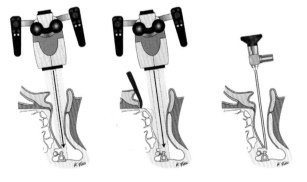

显微镜与耳内镜在经外耳道的手术中的视野比较
①在外耳道弯曲的情况下显微镜下难以看到鼓室前方和后方结构。
②即使行耳后切口并切削骨性外耳道，显微镜下观察鼓室结构依然存在死角区域。
③耳内镜具有广角视野，可以越过外耳道弯曲部位抵近目标并且放大观察，使用适当角度的耳内镜可以细致观察到更加深在的解剖结构。

耳内镜下鼓室全貌

耳内镜下行镫骨手术时，翻起鼓外耳道皮瓣后所见图像

　　耳内镜置于靠近鼓环处，在广角视野下，即使不切削外耳道后骨壁，也可窥及鼓室全貌。

　　本例中在耳内镜同一视野下不仅可以观察到鼓岬、圆窗龛，还可以看到包括锥隆起、鼓室窦等后鼓室结构及区域以及匙突和鼓膜张肌腱等结构。使用耳内镜对观察理解微小、复杂的中耳结构是非常有益的。

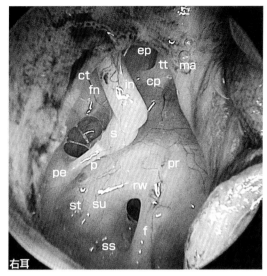

耳内镜镫骨手术病例
鼓室全貌（右耳）（2.7mm，0°内镜）
ma：锤骨；in：砧骨；s：镫骨；pr：鼓岬；rw：圆窗龛；
fn：面神经；cp：匙突；tt：鼓膜张肌腱；ep：上鼓室；ct：
鼓索神经；pe：锥隆起；st：鼓室窦；ss：下鼓室窦；p：岬小桥；
su：岬下脚；f：岬末脚。
（伊藤　吏，欠畑誠治．JOHNS 2014；30: 171–5[1]）

后鼓室的解剖 1

①后鼓室的解剖：全貌

　　后鼓室以岬下脚（subiculum，su）为界将其分为上部和下部。在后鼓室上部由岬小桥（ponticulus，P）和岬下脚（su）围出的骨性凹陷称为鼓室窦（sinus tymparni，st）；后鼓室下部由岬下脚（su）和岬末脚（finiculus，f）围出的凹陷称为下鼓室窦（sinus subtympanicus，ss）

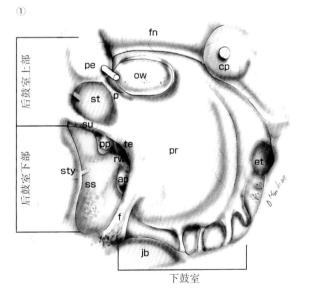

pr：鼓岬；rw：圆窗龛；fn：面神经；cp：匙突；pe：锥隆起；
st：鼓室窦；ss：下鼓室窦；p：岬小桥；ow：卵圆窗；su：
岬下脚；f：岬末脚；jb：颈静脉球；et：咽鼓管；pp：龛后柱；
ap：龛前柱；sty：茎突复合体；te：圆窗龛顶。
（Marchioni D, et al. Laryngoscope, 2010,120:1880–1886[2]）

后鼓室的解剖 2

②后鼓室上部的观察

后鼓室上部由岬小桥（p）和岬下脚（su）二者之间形成鼓室窦（st）。鼓室窦向内向后延伸扩展至锥隆起和面神经垂直段内侧，往往需要通过30°内镜抵近观察。

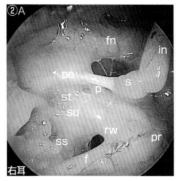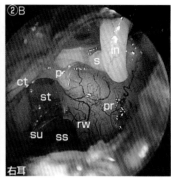

耳内镜下镫骨手术：鼓室窦的观察
病例A：鼓室窦较浅的病例。
病例B：鼓室窦较深病例，本例中岬下脚（su）不明显，鼓室窦（st）与下鼓室窦（ss）融合为一体。
in：砧骨；s：镫骨；pr：鼓岬；rw：圆窗龛；fn：面神经；ct：鼓索神经；pe：锥隆起；st：鼓室窦；ss：下鼓室窦；p：岬小桥；su：岬下脚；f：岬末脚。
（伊藤 吏，欠畑誠治 . JOHNS 2014；30：171-5[1]）

后鼓室的解剖 3

③鼓室窦的变异

在范围广泛的胆脂瘤病例中，上皮常常侵入鼓室窦，但该位置是显微镜下的死角区域，往往是胆脂瘤残留和复发的常见部位。根据鼓室窦的深浅，可分为三型，表浅的A型，中等深度的B型，深达并超过面神经后部的C型[3]。30°内镜下，采用带角度或弧度的手术器械，B型鼓室窦的病变仍然有可能被清除。

但C型鼓室窦即使用角度耳内镜也很难观察到，需要磨开乳突，采用面神经后方入路进行暴露。

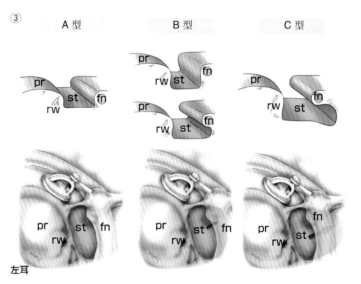

鼓室窦的变异
A型：表浅的鼓室窦，鼓室窦不超过面部神经垂直部前缘；
B型：中等深度的鼓室窦，鼓室窦后界位于面部神经垂直部前缘与后缘之间；
C型：深的鼓室窦，鼓室窦后界越过面部神经垂直段后缘并继续向后扩展。
pr：鼓岬；rw：圆窗龛；fn：面神经；st：鼓室窦。
（Marchioni D. et al. Indian J Otolaryngol Head Neck Surg, 2011, 63:101-133[3]）

后鼓室的解剖 4

④后鼓室下部的观察

后鼓室下部的下鼓室窦（ss）由岬下脚（su）和岬末脚（f）围成。同鼓室窦一样，后鼓室窦向后内侧突入茎突复合体内侧，所以两者在显微镜视野下往往都是死角区域。

岬下脚（su）和岬末脚（f）在前方的圆窗龛处会合，圆窗龛由龛前柱、圆窗龛顶和龛后柱构成（参见第 19 页后鼓室的图示）。

病例中常常存在后鼓室解剖的变异，使用 30°内镜可以详细观察到显微镜下不易看到的死角区域。

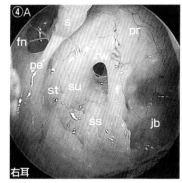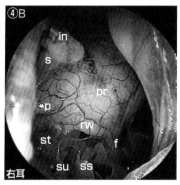

耳内镜下镫骨手术：后鼓室下部的观察

病例 A：下鼓室窦的下方可以看到颈静脉球（jb）。

病例 B：下鼓室窦向后内方深部延伸。

in：砧骨；s：镫骨；pr：鼓岬；rw：圆窗龛；fn：面神经；pe：锥隆起；st：鼓室窦；ss：下鼓室窦；p：岬小桥；su：岬下脚；f：岬末脚；jb：颈静脉球。

（伊藤　吏，欠畑誠治 . JOHNS 2014；30: 171-5[1]）

鼓室峡部（鼓峡）

①鼓室峡部的解剖

鼓室峡部位于听骨链内侧，是中鼓室与上鼓室气体交换的重要通道。

②鼓室峡部的观察

可以观察到周边有匙突及由此发出的鼓膜张肌腱、面神经水平段、锥隆起、镫骨肌腱及镫骨。

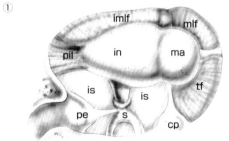

鼓室峡部的上面观

ma：锤骨；in：砧骨；s：镫骨；cp：匙突；tf：鼓膜张肌腱皱襞；pe：锥隆起；is：鼓峡；imlf：锤砧外侧皱襞；mlf：锤骨外侧皱襞；pil：砧骨后韧带；

（Marchioni D. et al. Laryngoscope, 2013, 123: 2845-2853[4]）

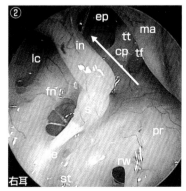

耳内镜手术所见鼓室峡部（耳硬化症手术病例）

ma：锤骨；in：砧骨；s：镫骨；pr：鼓岬；rw：圆窗龛；fn：面神经；lc：外半规管；cp：匙突；tt：鼓膜张肌腱；tf：鼓膜张肌皱襞；ep：上鼓室；pe：锥隆起；st：鼓室窦。

（伊藤　吏，欠畑誠治 . JOHNS 2014；30: 171-5[1]）

鼓膜张肌皱襞与管上隐窝

③换气通路

鼓峡内如果存在病变，因为阻碍了从咽鼓管、鼓室到乳突气房的气体交换，往往容易继发形成松弛部型胆脂瘤（③A）。

用30°内镜观察鼓峡的前上方，可以看到位于鼓膜张肌腱前方的鼓膜张肌皱襞（tensor tympani fold, tf）（②，③）。根据鼓膜张肌皱襞附着位置分为三型，水平型：附着于鼓膜张肌半管；齿突（cog）型：附着于齿突；中间型：介于两者之间。鼓膜张肌皱襞前下方的空间被定义为管上隐窝（属于前鼓室的解剖分区）[4-5]。

在中耳胆脂瘤手术中，用钩针开放鼓膜张肌皱襞，保证鼓峡前方换气通路畅通，可防止再次发生阻塞（③B）。

*包括日本耳科学会制定的胆脂瘤分类在内，临床上常常把颞骨CT上看到的齿突（cog）前下方的空间，称为管上隐窝。

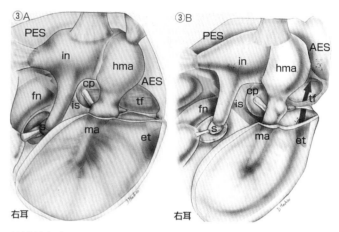

鼓峡的解剖

A：鼓峡是中鼓室和上鼓室换气的通道（黄色箭头）。

B：开放鼓膜张肌皱襞可以保证前方换气通路畅通（红色箭头）。

ma：锤骨；in：砧骨；hma：锤骨头；s：镫骨；cp：匙突；tf：鼓膜张肌皱襞；PES：上鼓室后间隙；AES：上鼓室前间隙；is：鼓峡。

（Marchioni D.et al.Laryngoscope, 2010, 120:1880–1886[2]）

▶▶ 文献

[1] 伊藤 吏，欠畑誠治．鼓室内は何がどうみえるか？ JOHNS 2014；30: 171–5.

[2] Marchioni D, et al. Inferior retrotympanum revisited: an endoscopic anatomic study. Laryngoscope, 2010, 120: 1880–1886.

[3] Marchioni D, et al. Endoscopic anatomy of the middle ear. Indian J Otolaryngol Head Neck Surg, 2011, 63: 101–113.

[4] Marchioni D, et al. Prevalence of ventilation blockages in patients affected by attic pathology: a case-control study. Laryngoscope, 2013, 123: 1845–1853.

[5] Yamasoba T, et al. Observations of the anterior epitympanic recess in the human temporal bone. Arch Otolaryngol Head Neck Surg, 1990, 116:566–570.

花 絮

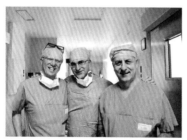

在摩德纳大学的手术室

（左起）欠畑，Daniele，Livio

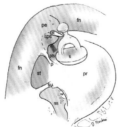

耳内镜外科的伟大创新者：Livio Presutti, Daniele Marchioni

意大利维罗纳大学的 Daniele Marchioni 教授"重新书写"了关于中耳、内耳的解剖，是耳科内镜手术世界的开创者，是活着的"米开朗琪罗"（米开朗琪罗，1475—1564，意大利文艺复兴时期成就卓著的科学家，艺术家）！

在 Livio 担任摩德纳大学的教授之前，Daniele 几乎没有做过耳科手术，但和 Livio 的共事激发出他的潜能，Daniele 则成了 Livio 无可替代的拥有超能力的助手。国际耳内镜协作组成立后，作为核心成员，两人的活跃程度令人惊讶。

（欠畑誠治）

（任庆春 译）

TEES 的相关影像学诊断
Diagnostic Imaging for TEES

伊藤　吏

意　义

中耳疾病，特别是中耳胆脂瘤，在 TEES 或显微镜手术前，均需进行详细的影像学评估。使用动力设备的情况下，可以开放上鼓室和鼓窦，甚至可能开放到乳突气房。但病变一旦侵及远端乳突气房，或者伴有半规管瘘及大面积骨质破坏的病例，建议采用耳后切口的显微镜手术。

综上所述，详细的术前影像学评估对决定耳内镜外科手术的适应证有非常重要的意义。通过目前常用的颞骨轴位和冠状位 CT，可以对 TEES 术中涉及的矢状面也进行良好的评估；运用非平面回波序列的弥散加权磁共振成像技术（non-EPI DWI MRI），对评估软组织性质有重要意义。

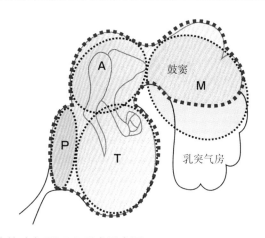

中耳胆脂瘤的动力 TEES 手术适应证
病变侵犯到鼓窦→动力耳内镜手术（powered TEES）
病变侵犯乳突气房→显微镜 – 耳内镜联合入路（dual approach）
· 在前鼓室、中、后鼓室、上鼓室（PTA）应用视野暴露比较充分的 TEES
· 在乳突（M）应用完壁式乳突切开术（CWU, canal wall up mastoidectomy）
Ⅲ期病例（除外粘连性中耳炎，迷路炎）
· 开放式乳突切开术（CWD, canal wall down mastoidectomy）
P：前鼓室；T：中、后鼓室；A：上鼓室；M：乳突。
（改编自：日本耳科学会 . 中耳真珠腫進展度分類 2015 改定案　中耳腔の解剖学的区分〈PTAM system〉）

术前影像学检查和评估

决定是否可行 TEES 前对中耳胆脂瘤要进行以下的影像学评估。

①颞骨 CT（锥形束 CT）。

②通过图像分析软件 Image J，测量外耳道骨性段矢状面的径线。

③ CMFI（DWI）：将 non-EPI DWI 的信号伪彩色化，叠加水成像图像形成融合图像。

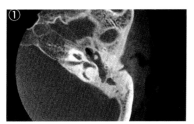
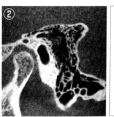
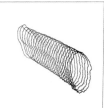
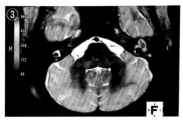

① 颞骨 CT（锥形束 CT）

颞骨 CT 是耳科术前不可或缺的检查手段。锥形束 CT 因空间分辨率高、数据采集时间短、低照射量等显著优点被我科大量使用。

通常电子病历系统传送的 DICOM 数据扫描层厚达 0.48mm，可对轴位、冠状位、矢状位的 CT 图像进行术前评估；如果需要进一步详细评估时，可以利用锥形束 CT 的原始数据，通过图像分析软件 i-VIEW 获得 0.08mm 精度的重建图像。

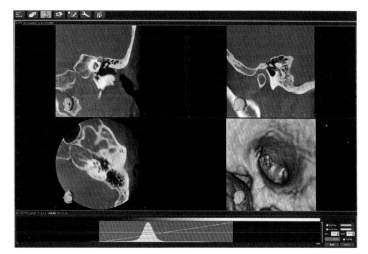

图像分析软件 i-VIEW 的数据三维重建图像

② 应用图像分析软件测量外耳道骨性段径线

TEES 多用 2.7mm 或 3mm 的内镜（日本以外也有使用 4mm 内镜）。因为 TEES 是锁孔手术，在外耳道管径狭小的情况下，增加了内镜探入和手术器械操作的难度。

笔者研发出运用图像分析软件 Image J 的外耳道管径客观测量法，通过术前诊断，对手术的难易度和外耳道成形术的必要性，进行术前探讨。

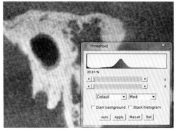 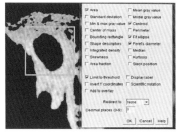

骨性外耳道径线测量
将锥形束 CT 获得的矢状面图像导入图像解析软件 Image J 中，通过骨质与周围区域 CT 阈值不同来分割出外耳道进行测量

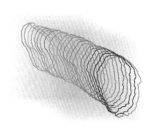 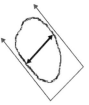 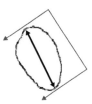

短轴直径　　　　长轴直径

外耳道矢状断面的长轴和短轴测量

③ CMFI（DWI）

近年来，磁共振弥散加权成像技术（DWI MRI）被用于评估胆脂瘤的复发。在此基础上，我科开发出不但可以判定病变性质，而且可以定位诊断的 CMFI（DWI）技术，并应用到临床中。

①非平面回波序列的弥散加权磁共振成像技术（non-EPI DWI MRI）

可反映胆脂瘤角化物的信息，但是病变定位困难。

②磁共振内耳水成像

可以明确显示耳蜗、半规管和内听道结构。

③CMFI（DWI）

首先根据信号强弱，将 non-EPI DWI 的图像转化为伪彩图像，再同内耳水成像图像融合形成 CMFI（DWI）。根据融合后的图像可以评估胆脂瘤侵袭范围，从而确定是否为 TEES 的适应证。①和②有相同的 MRI 层面，影像较易融合，可应用在实际临床工作中。

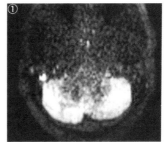 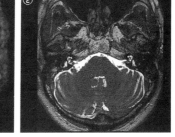

1mm 层面的 non-EPI DWI　　1mm 层面的磁共振水成像

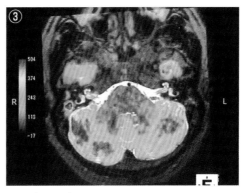

CMFI（DWI）
（Watanabe T, et al. Otol Neurotol, 2015, 36:763–768[1]）

CMFI（DWI）和颞骨 CT 的比较

动力 TEES 的适应证

对于进展到鼓窦的中耳胆脂瘤，动力 TEES 适用于水平半规管的后缘及下缘之前的病变。

在颞骨 CT 上可见延伸至乳突气房的大面积软组织阴影的病例，CT 很难将胆脂瘤与积液及肉芽组织区分开，无法准确判断胆脂瘤的实际范围。但是，通过 CT 和 CMFI（DWI）对比分析，可推测出胆脂瘤的病变范围。

①病例 1

CT 见软组织阴影延伸至乳突气房，但是 CMFI（DWI）显示高信号区域未超越半规管后缘，可适用于动力 TEES。

②病例 2

CT 显示软组织阴影超出半规管后缘，CMFI（DWI）也显示高信号，采用耳内镜与显微镜的联合入路（dual approach）。

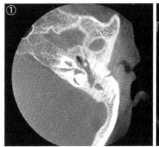 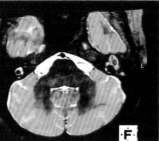

病例 1 的 CMFI（DWI）与颞骨 CT

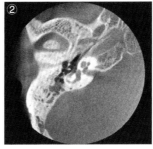 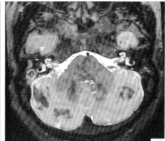

病例 2 的 CMFI（DWI）与颞骨 CT

non-EPI DWI 与 CT 图像的融合

伪彩 DWI/CT 融合图像（color-mapped diffusion-weighted images combined with CT，CMDWI-CT）

我科研发出伪彩 non-EPI DWI，再与 CT 图像进行融合的方法。该图像能更为详细地描绘出胆脂瘤的具体位置。

这种影像学诊断方法对辨别 TEES 手术适应证非常有用，但是需要在影像科医生帮助下融合 MRI 和 CT 图像。

这种伪彩弥散加权成像与 CT 图像融合（CMDWI-CT）技术，通常是在 CMFI（DWI）无法明确是否为 TEES 手术适应证的情况下补充的精密影像学检查手段。

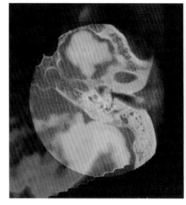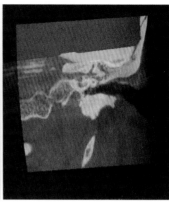

CMDWI-CT
（Watanabe T, et al. Otol Neurotol, 2015, 36: 1663–1668[2]）

▶▶ 文献

[1] Watanabe T, et al. The efficacy of color mapped fusion images in the diagnosis and treatment of cholesteatoma using transcanal endoscopic ear surgery. Otol Neurotol, 2015, 36:763–768.

[2] Watanabe T, et al. The efficacy of color-mapped diffusion-weighted images combined with CT in the diagnosis and treatment of cholesteatoma using transcanal endoscopic ear surgery. Otol Neur, 2015, 36:1663–1668.

（陈玲 张弛 译）

第3章

手术入路和基本技巧

内镜及手术器械的使用方法
How to Use Endoscope and Instruments

欠畑誠治

内镜的选择

①选择工作长度较长的内镜

　　为防止内镜与器械相互干扰，我们使用的是外径 2.7mm，工作长度 18cm 的小儿硬性鼻内镜（KARL STORZ）*。

②外耳道外的操作空间

　　TEES 通过长约 2cm 的骨性外耳道进行手术，内镜和器械几乎平行进入耳道，因此要求在外耳道之外必须有足够的操作空间。

③外耳道内的操作空间

　　在狭窄的外耳道内，为避免内镜和器械互相干扰，需要使用较细的内镜和精细手术器械。

　　*译者注：我们亦推荐外径 3mm，工作长度 14cm 的耳内镜。

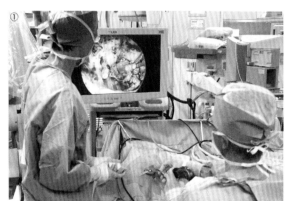

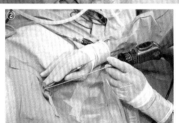

内镜和手术器械的摆放位置

①内镜的位置

　　一般需要把外耳道软骨部作为支点，将内镜沿外耳道后壁（即右耳 9 点钟处，左耳 3 点钟处）插入。观察全貌时将内镜稍向外退出，若需放大图像则可将内镜向内推进，镜头接近目标即可获得放大的图像。

②如何放入手术器械

　　如果术者为右利手，剥离子、显微钳及吸引器之类的器械一般都从内镜右侧的空隙进出。

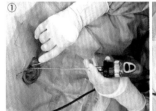
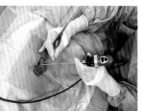
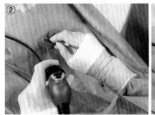
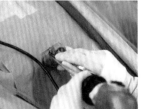

要点＆诀窍

　　TEES 常规是将内镜靠在外耳道后壁进行操作。因此将外耳道软骨部作为支点可以减少手的抖动，从而获得稳定的手术画面。

内镜的插入方向

①后鼓室的观察处理

　　需要观察后方的鼓环及后鼓室等结构时，可以将外耳道前壁作为支点，器械从内镜右后方的空间（右耳 6 点钟至 9 点钟处）进入。如果使用 30°内镜，则以外耳道后壁为支点，器械从悬空的内镜镜头后方右侧的空隙进入。

②上鼓室的观察处理

　　需要观察上鼓室时，可以将外耳道 6 点钟位置处作为支点，从下向上进行观察。

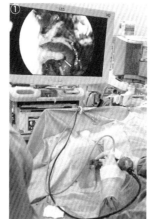
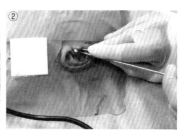

要点 & 诀窍

　　根据所需观察的部位及需要暴露的术野，随时调整内镜的插入方向，尽量避免与器械相互干扰，这一点非常重要。

内镜与器械在外耳道内的操作空间

①使用电钻时

　　为避免电钻的手柄与内镜相互干扰，必须在外耳道外留有足够的操作空间；另外，为避免钻头损伤内镜，可将内镜稍向外退出。

②使用骨凿及骨锤时

　　使用骨凿及骨锤时，必须在外耳道外留有足够的操作空间。

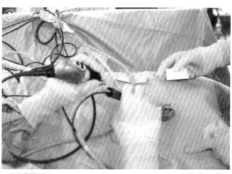

要点 & 诀窍

　　外径 2.7mm，工作长度 18cm 的小儿鼻硬质鼻内镜外形细长，适合与电钻同时使用，但该内镜较细，相对脆弱，需注意避免损坏。

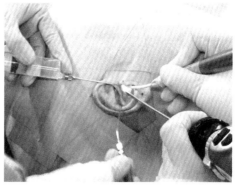

（蓝志杰　译）

骨凿和骨锤的使用方法
How to Use Chisel and Hammer

金子昌行

关于骨凿和骨锤

　　TEES 以外耳道作为手术入路，常常需要用到骨凿来凿除骨质。此时一般由术者手持骨凿，助手持骨锤进行敲击。这样即使没有电钻也一样可以开放上鼓室。

①骨凿

　　根据骨凿头端形状，可分为平刃和圆刃。考虑到外耳道的形状，一般使用宽度 2~3mm 的圆刃骨凿。

②骨锤

　　骨锤外形为板状，因此也可用侧面进行敲击。

③弯凿（山形大式，First）

　　用直凿无法达到的部位或容易与内镜相互干扰时，可以使用弯凿进行处理。

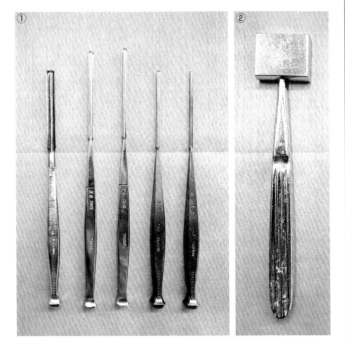

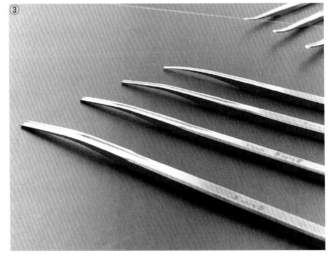

骨锤的敲击方法

①敲击方法

术者固定骨凿，助手持骨锤敲击骨凿后端。

②注意事项

助手和术者应同时观看显示器的画面，以防骨凿刺入骨质过深，或者在骨质表面打滑。避免用力过度，尽量留下对侧骨膜。

使用骨锤敲击时要特别小心避免损伤内镜。

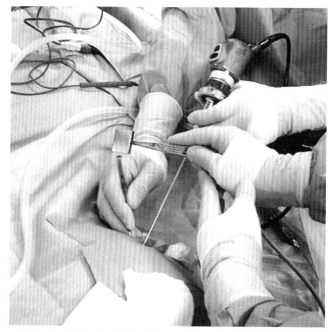

要点 & 诀窍

1. 为了避免与内镜互相干扰，建议使用骨锤的侧面进行敲击。

2. 骨凿尖端尚未进入骨质之前宜使用较小力度进行敲击，进入骨质后因为不易移位，可加大敲击力度以加快手术速度。

3. 骨凿进入骨质后，敲击的声音会变得低钝。

4. 骨凿要持稳并固定好，避免被骨锤敲击时打滑。

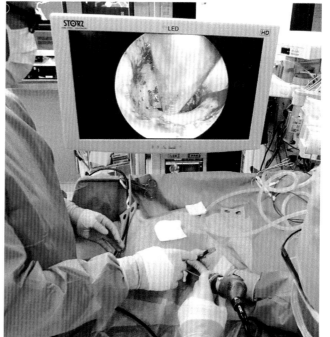

（蓝志杰　译）

如何翻起鼓外耳道皮瓣
How to Elevate a Tympanomeatal Flap

欠畑誠治

局部麻醉

①外耳道局部麻醉

取 0.5% 利多卡因（含稀释 30 万倍的肾上腺素），使用 1mL 注射器、25G 针头进行外耳道局部浸润麻醉。注射时针头斜面朝向皮肤面，从外耳道软骨段进针，斜行进针直达骨性外耳道的骨面。注射时可感觉到阻力，缓慢进行注射。以左耳为例，注射点选 3 点钟和 12 点钟两个位置进针。

②局麻药的注入

因局麻药中含肾上腺素，所以注射后的皮肤迅速变白。根据皮肤隆起的程度调整注射的压力和速度。

要点 & 诀窍

1. 外耳道骨性段皮肤菲薄，从该处直接进针容易撕裂皮肤。故建议从外耳道软骨段的皮肤处进针。局麻药可将皮肤和骨面分离，这一步对后续翻起鼓外耳道皮瓣的操作非常关键。注射过快的话容易形成水泡，甚至使皮肤破裂，给翻皮瓣的操作带来困难。

2. 皮下注射的局麻药很难越过鼓乳裂（tympanomastoid suture）（＊），所以其两侧需要分别进行注射。

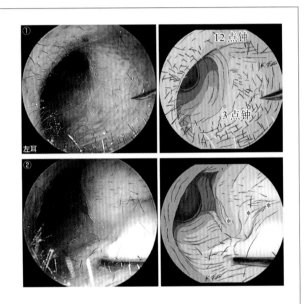

切开外耳道皮肤

③外耳道弧形切开

通常用环切刀在外耳道骨性段的中部做切口。以左耳为例，形成上方到 11 点钟，下方到 6 点钟的弧形切口。

④垂直切口

弧形切口的两端各加一个垂直切口，这样便于翻起鼓外耳道皮瓣。

要点 & 诀窍

外耳道骨性段的皮肤比软骨段的皮肤薄很多，为了避免复位鼓外耳道皮瓣时出现骨质外露，在最初切开皮肤时，环切刀务必抵住骨面用力锐性切开。

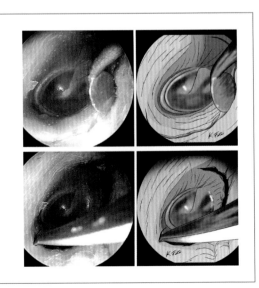

翻起鼓外耳道皮瓣 1

⑤确认鼓环

　　翻起外耳道皮肤，在 2 点钟至 6 点钟（左耳）方向，可见鼓环（箭头所示）。成人鼓环呈黄白色，儿童鼓环质地柔软，介于粉红色与白色之间。

　　a：小棉粒。

⑥向前翻起鼓膜

　　用剥离子或钝针将鼓环（*）自鼓沟脱出，确认鼓环下方鼓室内侧的黏膜后，用锐针切开后进入鼓室，其后自 12 点钟向 6 点钟的方向充分分离鼓环，并向前翻起鼓膜。

要点 & 诀窍

　　1. 对于需行上鼓室外侧壁重建的病例，外耳道皮肤需向前剥离至 10 点钟位置，以便有足够的骨质承托重建的软骨。

　　2. 翻起鼓外耳道皮瓣后，鼓索神经通常出现于 2 点钟至 3 点钟的位置；但需要注意有时鼓索神经会从鼓环外侧穿出。

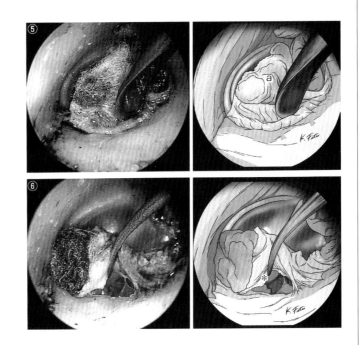

翻起鼓外耳道皮瓣 2

⑦确认鼓索神经

　　向着锤骨（b）方向分离鼓索神经（a）时，我们可以观察到起源于后鼓棘（posterior spine），越过鼓索神经外侧并终止于锤骨柄的锤骨后韧带（c）。

　　箭头所示为翻起的鼓环。

⑧切断锤骨后韧带

　　将锤骨后韧带锐性切断。

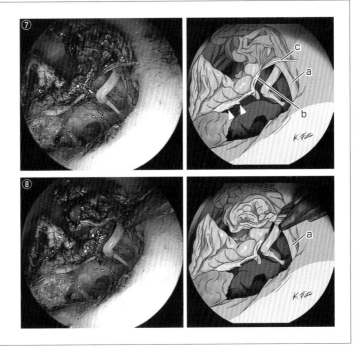

翻起鼓外耳道皮瓣 3

⑨开放蒲氏间隙（Prussak's space）

翻起鼓膜松弛部，即可开放蒲氏间隙。松弛部没有鼓环，于鼓切迹处切开黏膜。为了更好地暴露术野，将皮瓣向前翻起并贴在外耳道前壁上。

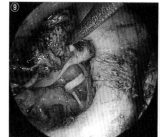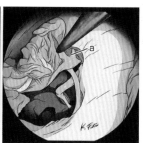

要点 & 诀窍

为获得更好的手术视野，内镜下的切口需要比显微镜下的切口更大，而且相对要更远离鼓膜。

花 絮

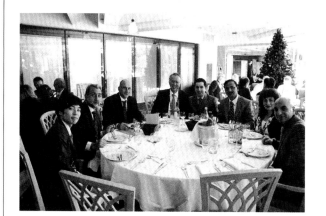

法国尼斯，2011 年

IWGEES 的成立

IWGEES（The International Working Group on Endoscopic Ear Surgery，国际耳内镜协作组）是由法国的 Stephane Ayache 教授与阿联酋 Tarabichi 教授发起的。在 2008 年土耳其安塔利亚举行的胆脂瘤及耳外科会议（Cholesteatoma & Ear Surgery）期间举行了第一次聚会，并成立了国际耳内镜协作组。最早有 8 名成员，他们分别是 Stephane Ayache（前主席，法国）、Muaaz Tarabichi（阿联酋）、Mohamed Badr-El-Dine（埃及）、David Pothier（加拿大）、Livio Presutti（意大利）、Daniele Marchioni（意大利）、Seiji Kakehata（日本）、Mohan Reddy（印度）。之后以色列的 Lela Migirov 加入，1 年后协作组又增加了来自巴西的 Joao Flavio Nogueira。协作组成员在 Politzer 耳科学会、胆脂瘤 & 耳外科会议（Cholesteatoma & Ear Surgery）、国际耳鼻喉科学会联合会（IFOS）等各种国际学会中，不断召开以 IWGEES 成员为中心的耳内镜研讨会。2009 年起每年 4 月在意大利的摩德纳、2011 年起每年 6 月在日本山形县分别举办耳内镜学习班。截止到 2011 年 11 月，一共召开 3 届耳鼻喉科内镜学术会议。2015 年，随着美国专家的加入，国际耳内镜协作组正式步入国际化发展的道路。

（欠畑誠治）

（陈玲 译）

如何切取软骨和软骨膜
Harvest of Tragus Cartilage and Perichondrium

古川孝俊

耳屏软骨的切取，皮肤切口

切取耳屏软骨

　　自体软骨常常用于外耳道重建、听骨链重建和咽鼓管植入等手术。耳屏软骨是耳内镜术野中最容易获取到的软骨；软骨膜亦可同时获取，其多作为鼓室成形术及鼓膜修补的材料。

①皮肤切口的设计

　　向前牵拉耳屏前方的皮肤，可以容易地暴露耳屏的内侧面（即外耳道侧）（图①左）。于耳屏内侧面近外缘画切口的标记线（图①右）。

②皮下浸润麻醉

　　于耳屏的前后皮下分别注入加入肾上腺素的利多卡因注射液，行局部浸润麻醉，有利于软骨膜同周围组织的分离，并减少出血从而获得清晰的术野。

③切开皮肤

　　切开皮肤直达软骨膜。

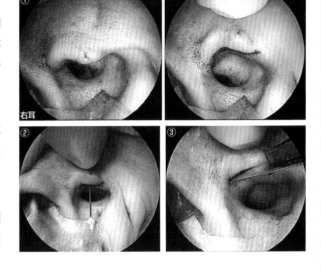

> **要点 & 诀窍**
>
> 1. 切口尽量隐蔽，不要影响患者术后的外观和生活质量。
>
> 2. 在上述的步骤③中，为了保留耳屏软骨外侧的支架轮廓，可以一刀切开皮肤直接穿透耳屏软骨，这是一个简便快捷的方法。

剥离及切取软骨

④软骨周围的剥离

　　剥离耳屏软骨后方的皮下组织，暴露耳屏软骨。

⑤切取软骨

　　切开耳屏软骨，剥离耳屏前面的皮下组织暴露软骨前面。完全暴露后，切取适当大小的软骨。

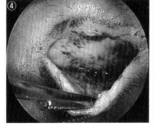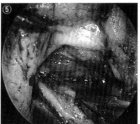

> **要点 & 诀窍**
>
> 1. 切开软骨时要保留耳屏软骨的外侧边缘，避免耳屏及外耳道的变形。
>
> 2. 用镊子钳夹软骨时可能导致软骨碎裂，所以注意不要用力过大。

缝合切口

⑥缝合 1

切取软骨后，为了避免血肿形成需要消灭无效腔，将耳屏前的皮肤与切取软骨后的底部缝合 1 针，术后第 2 天拆线。

⑦缝合 2

皮肤切口缝 3 针，术后 5~7d 拆线。

⑧术后

行耳内镜中耳胆脂瘤手术并使用耳屏软骨重建后的病例，术后第 2 天的耳部外观。

耳屏前方缝合拆线后的凹陷依然存在，但术后 1 周时会消失，不影响患者的外观及生活质量。

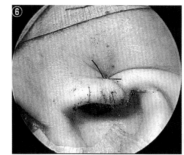
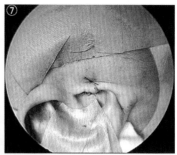
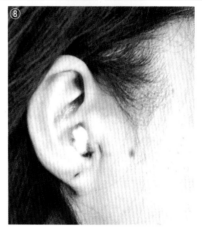

用于取软骨的特殊手术器械

可在市面上买到的切取软骨的特殊手术器械。

①锐利的弯剪刀

锐利的弯剪刀由于不会阻碍视线，可以非常便利地剥离软骨，并切断软骨侧面和底面。

②夹持软骨的专用钳

这种专用钳前端接触面较宽，可以避免夹碎软骨，而且前端带有纹路可以防滑，在修剪软骨时便于固定。

③具体操作方式

用②的专用钳夹持软骨，然后用①的剪刀剪下软骨即可。

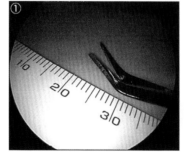
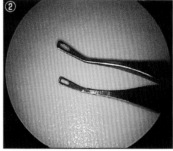
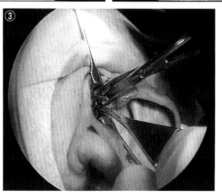

（任庆春　译）

听骨链及骨性外耳道的重建
Reconstruction of the Ossicular Chain and the Bony Canal Wall

窪田俊憲

听骨链重建（鼓室成形术Ⅲc）1

①软骨听骨假体的制备 1

　　取大小约 2mm×4mm 长方形软骨，保留一侧骨膜。利用吸引器头在没有软骨膜的一侧钻出一个圆形小孔（用于套在镫骨头上）。

②软骨听骨假体的制备 2

　　如右图所示将软骨切成两半，避免切穿对侧软骨膜。以软骨膜连接处为轴将软骨对折，并以生物蛋白胶黏合。

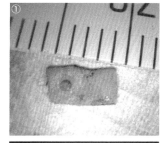
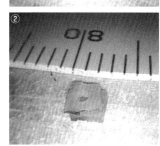
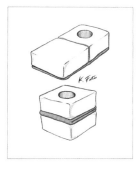

要点 & 诀窍

　　行耳内镜下的完壁式乳突切开术时，Ⅲc 型听骨链重建时，用软骨制成的听骨假体一般折叠两层高度较为适合，但是在软骨比较薄的时候，可酌情折叠为 3 层。

听骨链重建（鼓室成形术Ⅲc）2

③听骨链的重建（Ⅲc）

　　软骨听骨假体上的小孔可以套于镫骨头（a）上。

④确认听骨链重建完成

　　软骨听骨假体（b）置于镫骨头上后，如果上鼓室已经开放，耳内镜可以从上方确认镫骨和软骨听骨假体的位置（长箭所示）。

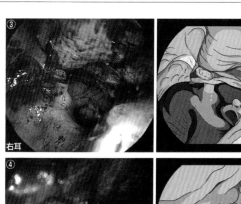
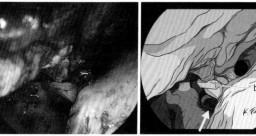

要点 & 诀窍

　　1. 耳内镜下可确认重建后听骨链的连续性。

　　2. 刺激面神经使镫骨肌收缩，在耳内镜下观察镫骨和听骨假体的联动，确定重建听骨链的连续性。

听骨链重建（鼓室成形术Ⅳi-Ⅰ）1

病例：左耳

①先天性镫骨畸形（30°内镜）

镫骨发育畸形，板上结构（a）与镫骨底板（b）完全分离，呈一团块状（长箭所示）。探查锤骨和砧骨活动良好，去除畸形的镫骨板上结构，准备行鼓室成形术Ⅳi-Ⅰ型。

②软骨听骨假体的制作

制作楔形的软骨听骨假体，楔形缺损处卡于砧骨长脚；另外一端宽约2mm，长约3mm，置于镫骨底板之上。反复尝试最终确定软骨听骨假体的长度。

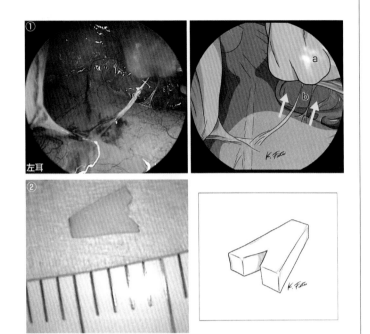

听骨链重建（鼓室成形术Ⅳi-Ⅰ）2

③鼓室成形术Ⅳi-Ⅰ

软骨听骨假体置于镫骨底板和砧骨长脚（a）之间。

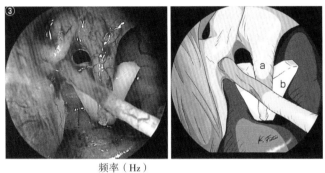

> **要点 & 诀窍**
>
> 1. 30°内镜下可以清晰地确认软骨听骨假体在镫骨底板立起的状态是否良好。
>
> 2. 需要注意如果软骨听骨假体过长，可能会导致镫骨底板下陷。

频率（Hz）

听力级（dB）

听力检查
—— 术后气导听阈
—— 术前气导听阈

上鼓室外侧壁重建 1

病例：右耳

①上鼓室开放

上鼓室开放（箭头所示），切除胆脂瘤后，重建缺损的上鼓室外侧壁。

a. 面神经；b. 鼓膜张肌腱；c. 锤骨。

②上鼓室外侧壁缺损的测量

使用直径 3mm 的环切刀（d）估算需要重建的上鼓室外侧壁的大小。

要点 & 诀窍

需要重建的上鼓室外侧壁缺损是三维结构，很难进行精密测量，故只需要大致测量即可。

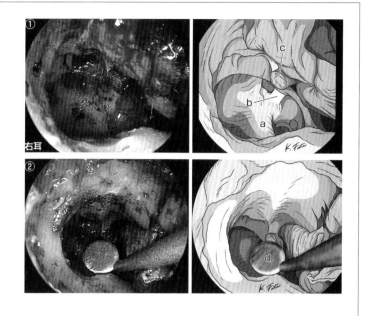

上鼓室外侧壁重建 2

③制作纸模

为了测量缺损的大小，修剪合适大小的纸模。

④确认纸模的大小

将纸模放在需要重建的上鼓室外侧壁，确认纸模大小。同时考虑外耳道弯曲程度，微调纸模大小，最终决定重建需要的软骨大小。

⑤软骨的准备

取比纸模略大的软骨，一侧保留软骨膜，利用软骨切割刀切成 500μm 厚的软骨片。

⑥重建软骨的制作

根据纸模去除超出部分的软骨，保留软骨膜形成裙边样结构。

要点 & 诀窍

制作软骨时，用剥离子进行钝性切割，避免损伤对侧软骨膜。

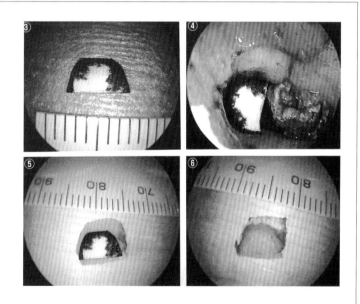

上鼓室外侧壁重建 3

⑦上鼓室外侧壁重建

用软骨膜（a）修补鼓膜穿孔。上鼓室外侧壁重建软骨（b）前端搭于锤骨前韧带上，首先将前部放置好（长箭所示），再把作为裙边的软骨膜贴于外耳道骨壁表面。

⑧上鼓室外侧壁重建——后部的重建

缺损后部重建软骨不足时，可以用切薄软骨时残留的软骨片进行重建（c）。

要点 & 诀窍

上鼓室外侧壁重建软骨的下缘与锤骨颈之间不能存在间隙，否则很容易在此处再次形成内陷，故该处外侧壁重建非常重要。

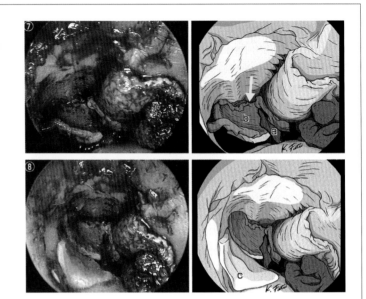

花 絮

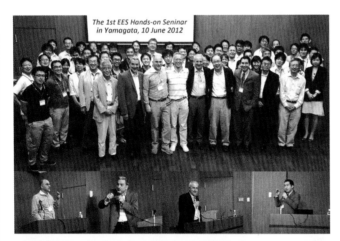

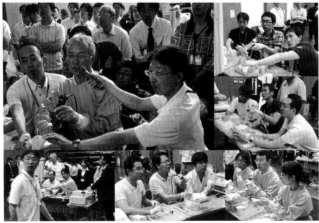

山形大学耳内镜解剖研讨会

从 2011 年开始，我们每年 6 月都会在山形大学举行耳内镜解剖研讨会。首日上午的内容是以 6~8 名海外演讲者为主的授课，下午使用 3D 模型进行解剖训练。次日为中耳胆脂瘤或慢性中耳炎耳内镜下鼓室成形术的手术观摩。

耳内镜研讨会的目的是让大家理解我们的 TEES 手术理念，观摩贯彻这些理念的手术，然后再把这些手术技巧在解剖实践中进行练习。参加者逐年增多，他们不但有来自日本国内，还有大量来自东亚其他国家的参会者，会议语言为英语。

（欠畑诚治）

（杨小营 译）

耳内镜逆行法最小乳突切开术

Endoscopic Retrograde Mastoidectomy on Demand

欠畑誠治

耳内镜逆行法最小乳突切开术的优点

　　根据胆脂瘤的侵犯范围，在耳内镜下可以使用耳科动力设备行经外耳道的上鼓室开放术（transcanal atticotomy，TCA），或鼓窦上鼓室开放术（transcanal atticoantrotomy，TCAA）。在内镜下去除骨质后，可以充分暴露胆脂瘤的范围。

　　与显微镜手术相比，内镜下的逆行法最小乳突切开术可以最低程度地去除骨质，在直视下暴露胆脂瘤的边界。

　　胆脂瘤如果位于上鼓室，在鼓窦入口之前时，可采用 TCA 术式（见下文病例 1）。如果进一步侵入鼓窦，则需要继续向后扩大骨质去除范围，采用 TCAA 术式（见下文病例 2）。

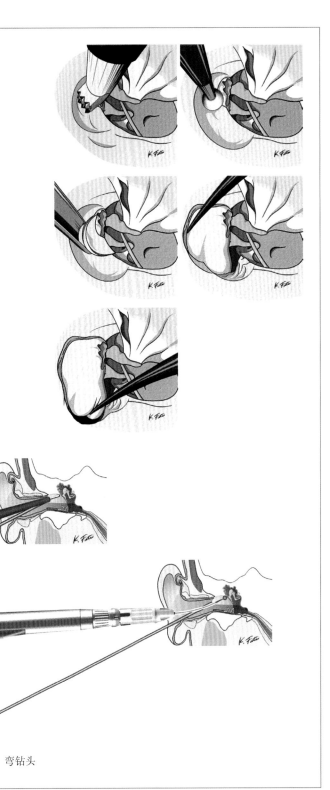

超声骨刀

弯钻头

上鼓室开放术 1

病例 1：松弛部型胆脂瘤（左耳）

①翻起鼓外耳道皮瓣

向前翻起鼓外耳道皮瓣，前上方外耳道的骨面需要暴露至 10 点钟的位置。在胆脂瘤内陷袋口离断正常鼓膜和内陷袋上皮。

②TCA 第 1 步：超声骨刀

与切削钻相比，笔者更推荐在这一步骤中使用超声骨刀来切除上鼓室外侧壁（即盾板）骨质。使用 2mm × 2mm 大小的刀头进行去骨操作，调整好前端的水雾大小和吸引强度以获得良好的视野，这一点对于保持术野清晰，精细操作及避免损伤非常重要。为了避免损伤听骨链等重要结构，在本步骤操作结束时需要在盾板的内侧保留一层骨壁。

可以用修剪适形后的薄膜或纸片（a）保护鼓外耳道皮瓣，避免其被动力设备损伤。

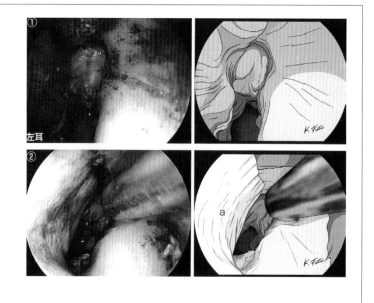

上鼓室开放术 2

③使用超声骨刀切开后

用 2mm 大小的超声骨刀刀头削薄盾板，但注意在盾板的内侧保留一层骨壁（＊）。

④TCA 第 2 步：使用弯钻头

使用弯的精细金刚钻头（2mm）将前一步骤形成的较厚骨壁进一步削薄。因为弯钻头不带有冲洗和吸引功能，所以磨骨与冲水操作需要交替进行。

助手同时持冲洗用的注射器和吸引器，这样手术才可以一边冲洗，一边进行磨骨操作。膀胱镜的手术往往在水下进行操作，具有清晰的视野，TEES 也可以采用类似的方式在水下进行磨骨操作。另外，也可以使用内镜冲洗套冲水进行操作。

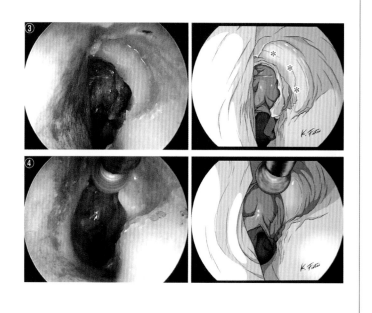

上鼓室开放术 3

⑤TCA 第 3 步：骨凿

　　最后残留的一层薄薄的骨壁（a）用 2.5mm 圆凿去除。由助手持骨锤，一边注视内镜视频画面一边小心凿除骨质，参见第 3 章中骨凿和骨锤的使用方法（第 30 页）。

⑥TCA 第 4 步：锐利的刮匙

　　确认好胆脂瘤的后界（b），然后将胆脂瘤外侧的骨质用骨凿或锐利的刮匙去除，直视胆脂瘤上界，用锐利的刮匙将悬骨刮除。

要点 & 诀窍

　　可以保留少许的骨质边缘，以便于支撑用于重建上鼓室外侧壁的软骨。

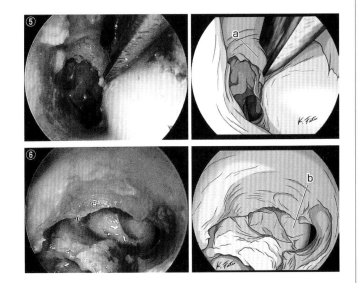

去除胆脂瘤

⑦剥离胆脂瘤包膜

　　用钝针或弯曲的剥离子（单弯或双弯）等器械将胆脂瘤包膜从正常黏膜上剥离，进而去除胆脂瘤。

⑧胆脂瘤去除后检查术野

　　胆脂瘤去除后的术野，确保没有胆脂瘤组织残留，注意保护乳突气房及黏膜。

　　a: 锤骨；b: 砧骨；c: 鼓索神经。

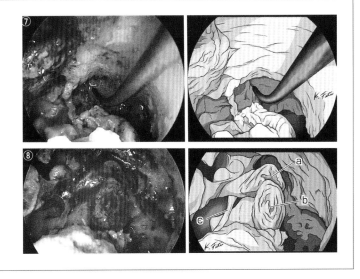

重建上鼓室外侧壁

⑨重建上鼓室外侧壁（scutumplasty）1

　　用纸模测量需要重建缺损的大小。

⑩重建上鼓室外侧壁（scutumplasty）2

　　以纸模为蓝本切取所需大小的软骨（b）。保留作为裙边的软骨膜（c），将软骨小心放置到上鼓室外侧壁缺损部位并确保稳定，这一点非常重要。

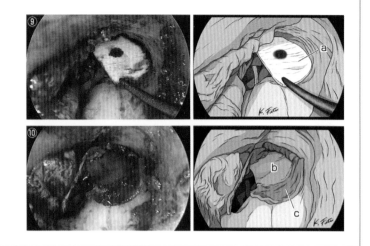

开放鼓窦

病例2：右耳

①TCAA 第1步：自内向外技术

　　对于胆脂瘤已经侵入鼓窦的病例，需要切除骨质直至直视下可以暴露窦脑膜角（a）。

②TCAA 2 第2步

　　使用双弯剥离子，将胆脂瘤包膜（b）自后向前连续剥离，注意在此过程保留正常黏膜。

③上鼓室外侧壁及外耳道后壁重建

　　上鼓室鼓窦开放后形成较大的骨质缺损，需要使用多片切薄的软骨进行上鼓室外侧壁和外耳道后壁的重建。

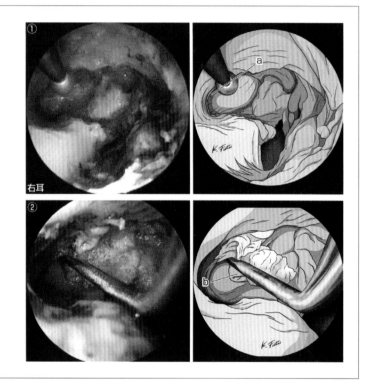

（宋昱　译）

第 4 章

耳内镜手术的实际应用

分泌性中耳炎——鼓膜置管术
Otitis Media with Effusion [Ventilation Tube Insertion]

金子昌行

鼓膜置管术的适应证和病例

适应证

1. 从发病、确诊开始病程大于 3 个月的双侧分泌性中耳炎，中度以上（40dB 以上）传导性耳聋的病例→**双侧鼓膜置管术**。

2. 从发病、确诊开始病程大于 3 个月的单侧或双侧儿童分泌性中耳炎，继发鼓膜内陷、粘连等病理变化时→**患侧鼓膜置管术**。

①鼓膜像

病例：5 岁男性患儿，紧张部和松弛部内陷，双侧鼓膜虽然均未见到液平面，但透过鼓膜可以看到呈橙色的中耳积液。

②听力检查

纯音听阈测定：右耳气导 20dB，左耳气导 43.8dB，左耳有 32dB 的气骨导差。

声导抗：双耳 B 型曲线。

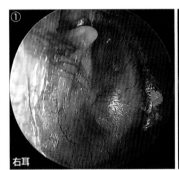
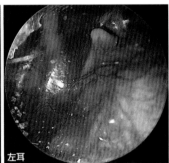

右耳　左耳

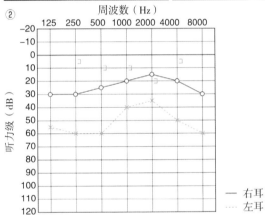

② 周波数（Hz）

— 右耳
‥‥ 左耳

鼓膜切开置管术 1

鼓膜置管术可以作为 TEES 的入门手术，通过这个手术，有助于掌握内镜和器械的使用。

①剪耳毛，除耳垢

耳毛及耳垢容易沾污内镜镜头影响视野，所以需要用眼科剪或显微剪剪除耳毛，并用显微镊清除耳垢。

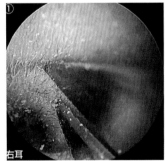
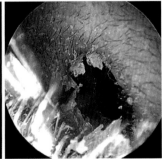

右耳

要点 & 诀窍

1. 首先需要选择适合的内镜，内镜和器械同时进入耳道，这个过程中器械的头端需始终处于镜头的视野中。

2. 插入内镜和器械时，避免触碰外耳道。

鼓膜切开置管术 -2

②鼓膜切开

　　内镜直视下，用鼓膜切开刀在鼓膜前上至前下象限做一放射状切口，再用吸引器将鼓室内积液吸出。

③插入通风管

　　用显微钳将通风管的帽缘插入切口中，用钩针按压帽缘，将通风管置入。

④置管后的鼓膜

　　前下象限可见通风管，内陷的鼓膜回复，鼓室含气增加。

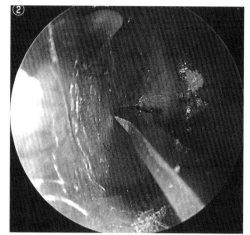

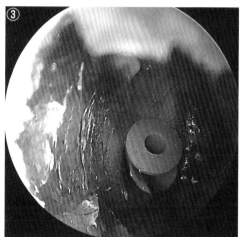

要点 & 诀窍

　　1. 用显微钳无法将通风管置入切口内时，可以把通风管放在鼓膜切口附近，然后再用钩针将通风管置入。

　　2. 尖的钩针容易刺穿通风管，建议使用钝头的钩针。

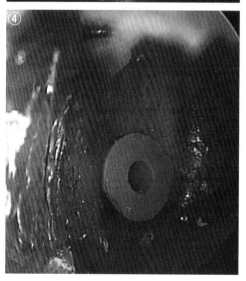

（盛宇　译）

慢性中耳炎鼓膜穿孔——简单内置法
Chronic Otitis Media [Endoscopic Simple Underlay Myringoplasty]

古川孝俊

显微镜和耳内镜的比较

①显微镜下经外耳道入路

外耳道比较弯曲，在显微镜下经外耳道入路行鼓膜成形术时，如果其比较狭窄，部分病例无法看到鼓膜穿孔的全部边缘。

②显微镜下耳后入路

耳后切开入路时，往往需要削除部分外耳道后壁骨质。

③耳内镜入路

耳内镜下鼓膜成形术具有显著的优势，把内镜靠近鼓膜就可以清楚地观察到鼓膜穿孔边缘全貌。

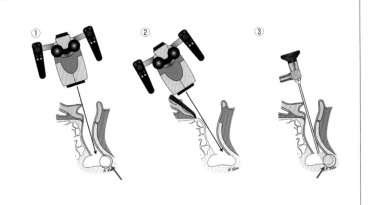

耳内镜下鼓膜成形术（外耳道弯曲的病例）

病例：左耳

①显微镜

外耳道前壁隆起（箭头所示），遮挡显微镜下视野，无法看到鼓膜穿孔前缘。

②内镜的远景像

如果耳内镜没有充分靠近鼓膜，仍然无法窥及鼓膜穿孔前缘。

③内镜的近景像

把内镜充分靠近鼓膜，就可以直视下看到鼓膜穿孔的全貌。

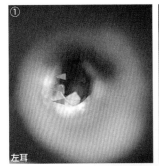
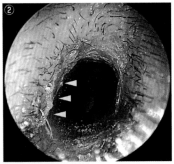
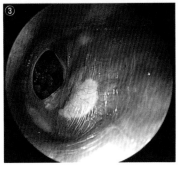

笔者注

回顾我科手术病例，16.0%（20耳/125耳）的慢性中耳炎鼓膜穿孔病例在术前检查时，显微镜下无法窥及鼓膜穿孔全貌[1]。

于鼓膜穿孔边缘制作新鲜创面

①切除穿孔边缘

用尖端锐利的钩针勾除穿孔边缘，形成新鲜创面。

要点 & 诀窍

手术时应尽量避免内镜和显微钳等工具碰到外耳道前壁，以免形成皮下血肿影响手术操作。

②准备新鲜血管床

搔刮鼓膜穿孔边缘内侧的黏膜层，形成新鲜血管床。

要点 & 诀窍

在搔刮穿孔边缘前方的黏膜层时，头端弯曲的锐利刮匙使用起来非常方便。

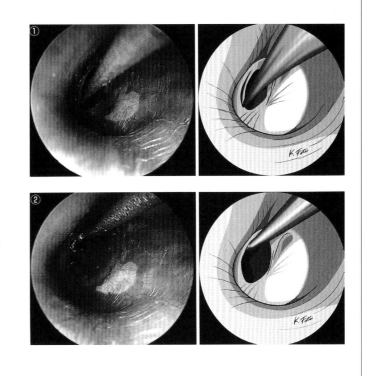

鼓膜移植材料的简单内置

③内置 1

用显微钳夹持鼓膜移植材料（本例使用皮下软组织）的中心将其置入穿孔边缘内侧，并使两者紧密贴合，避免有裂隙存在。

要点 & 诀窍

计算鼓膜移植材料大小时，需要考虑到其边缘可能的退缩。

④内置 2

使用 1mL 注射器分别滴入生物蛋白胶 A 液和 B 液粘贴鼓膜移植材料。

要点 & 诀窍

将注射器的长针头稍微弯曲，避免内镜与注射器和针头之间的相互干扰。

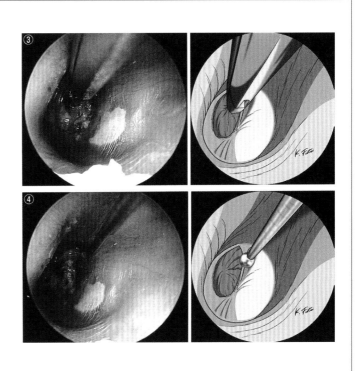

确认移植材料贴合良好

⑤确认

用钝的钩针轻触鼓膜穿孔边缘，确认鼓膜移植材料贴合情况。

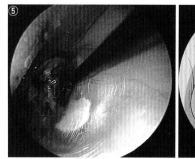
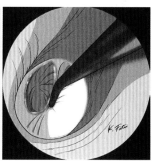

要点 & 诀窍

因为耳内镜是 2D 影像，镜下深度不易判断，鼓膜成形术时需注意移植材料和鼓膜穿孔边缘之间不要留有空隙。

显微镜下行简单内置法鼓膜成形术时，需要一手持漏斗形耳镜，所以同耳内镜一样也是单手操作。

▶▶ 文献

[1] Furukawa T et al. Feasibility and advantage of transcanal endoscopic myringoplasty. Otol Neurotol, 2014, 35:e140–145.

专栏

鼓膜成形术的历史

到目前为止，临床上主要是使用显微镜完成鼓膜成形术。一直以来，鼓膜成形术包括三种入路：①外耳道入路；②耳前入路；③耳后入路。根据穿孔的部位和大小来决定使用哪种入路，但是所有的入路都需要翻起外耳道皮肤和鼓膜。

简单内置法的发明

但是自从 1987 年简单内置法出现后，由于其微创的特点，在日本国内迅速替代了原有的术式而被广泛采用。简单内置法采用外耳道入路，无须剥离及翻起鼓外耳道皮瓣，直接于穿孔边缘制作血管床。移植膜常取自耳后皮下组织、颞肌筋膜等，将其贴附于鼓膜穿孔边缘内侧，使用生物蛋白胶进行黏合。术后无须包扎，可以直接确认听力有无改善。

简单内置法很少会导致内耳损伤，也可以双耳同时进行手术。但是对于外耳道狭窄弯曲的病例，显微镜下很难观察到鼓膜穿孔全貌，往往需要改行耳后切口，并削除部分外耳道后壁骨质，因此存在美观和术后疼痛方面的问题。

内镜下鼓膜成形术

2011 年后诞生的耳内镜下鼓膜成形术，可以弥补以上显微镜手术的不足。耳内镜不仅可以观察到完整的鼓膜穿孔边缘，还可以观察到边缘内翻的鳞状上皮，以及听骨链的形态。耳内镜术后也很少需

要使用镇痛剂。

显微镜下鼓膜成形术的特点是立体视觉，但是术中需要不停地调整显微镜术野。虽然耳内镜下鼓膜成形术是二维视觉，立体视觉较差。但是由于使用了高清（HD）CCD 摄影系统，其可以获得精细的图像，弥补了耳内镜立体感差的缺点。至于单手操作，显微镜下鼓膜修补术也需要有一手握持漏斗形耳镜，这一点和耳内镜下鼓膜成形术并没有差别。

常规术前需要行颞骨 CT 检查，以评估鼓室及乳突的状态。另外，术前应做贴补试验，预估术后的听力改善程度。

显微镜下和内镜下视野的比较

选取 2011 年 9 月到 2012 年 11 月我科完成的内镜下鼓膜成形术 25 例，比较显微镜和耳内镜下的视野[1]，12% 的病例由于耳道弯曲，术前用显微镜无法观察到穿孔边缘全貌，另外有 8% 的病例显微镜下可看到穿孔边缘，但制作血管床后由于穿孔扩大，显微镜变得无法观察到穿孔缘全貌。在耳内镜下全部病例均可以清晰地看到穿孔边缘的全貌，简单内置法成功率达到 84.0%，与其他文献报道相符。

综上所述，我们认为所有的鼓膜成形术都可以使用耳内镜经外耳道完成。

（古川孝俊）

（盛宇 译）

慢性中耳炎——鼓室成形术Ⅰ型
Chronic Otitis Media［Tympanoplasty TypeⅠ］

窪田俊憲

鼓室成形术Ⅰ型的适应证

适应证

①鼓膜大穿孔的病例。

②鼓膜周围钙化去除后形成大穿孔的病例。

③无法确保采用简单内置法时鼓膜移植材料有足够贴附的鼓膜内侧面（箭头所示）的病例。

④贴补试验后仍然残留气骨导差的病例。

避免鼓膜移植物脱落的诀窍

为使鼓膜移植材料与鼓膜内侧面有足够的贴附面积，在制作血管床时应尽可能保留鼓膜上皮层。

注意确保鼓膜移植材料在锤骨柄前方和鼓膜前上象限的贴合。

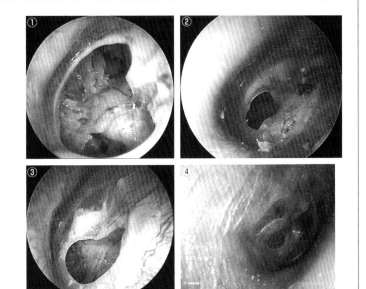

术前鼓膜像和听力检查

病例：左耳

①鼓膜像

紧张部穿孔，穿孔前上缘和后上缘有硬化灶（长箭所示），硬化灶（*）和鼓膜上皮一同切除后就变成了完全性大穿孔。

②听力检查

左耳低频及中频区存在气骨导差，贴补试验后气骨导差也无法完全消失。

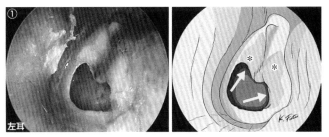

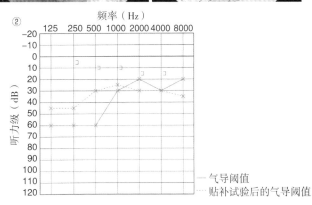

术前 CT 所见

①轴位

鼓膜前上、后上象限由于钙化而增厚（长箭所示），但在锤骨、砧骨及镫骨周围未见钙化。

②冠状位

听骨链周围未见影响听骨链活动的明显硬化灶。

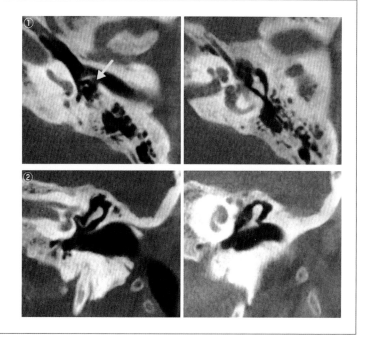

穿孔边缘制作血管床，做耳道切口

①穿孔边缘制作血管床

在没有硬化灶（a）的穿孔前方和下方边缘制作血管床（箭头所示），鼓膜硬化灶待翻起鼓外耳道皮瓣后再进行处理。

②做外耳道皮肤切口

于外耳道 10 点钟至 6 点钟位置做弧形切口，切口两端补充垂直切口，其后翻起鼓外耳道皮瓣。为了处理锤骨之前的病变，弧形切口的前方要超过锤骨外侧突。

要点 & 诀窍

不必担心因外耳道弧形切口太大，术后创面愈合困难。将前方扩大切开有利于充分暴露术野，容易处理锤骨柄前方病变，使手术更加得心应手。

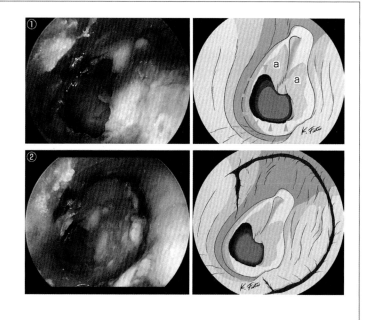

鼓膜后上象限硬化灶的处理

③去除鼓膜硬化灶

　　硬化灶（a）位于鼓膜纤维层，将其用锐利的钩针从上皮层剥离下来，从而保留鼓膜后上象限上皮层，同时形成了穿孔边缘后上方的新鲜创面。

要点 & 诀窍

　　为了达到单手可以剥离硬化灶的目的，可以用小棉粒（b）或纱布条（c）预先将硬化灶周围的鼓外耳道皮瓣固定，或者可助手持镜，术者双手进行操作。

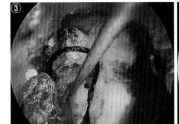
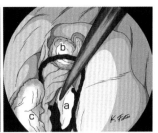

鼓膜前上象限的处理

④确保锤骨前方良好术野

　　从锤骨外侧突（a）开始向下剥离并翻起鼓膜（长箭所示），将前方的鼓环（箭头所示）也一同翻起，有利于获得锤骨前方的良好术野。

⑤前上象限硬化灶的处理

　　用锐利的钩针将鼓膜前上象限的硬化灶（b）从周围组织分离并取出，该步骤可同时获得穿孔边缘前上方的新鲜血管床。

要点 & 诀窍

　　因前方鼓环与周围连接紧密，分离时请勿强行剥离。

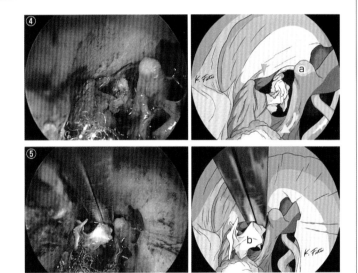

去除硬化灶后

⑥鼓膜穿孔全部边缘形成新鲜创面

去除鼓膜前上、后上象限硬化灶后，因为最大限度地确保了鼓膜上皮层完整，可以为内置法的移植材料提供尽可能大的接触面和血液供应。

⑦确保前上方良好术野

为了确保移植材料可以和鼓膜前上象限的良好贴合，需要将锤骨柄前方（长箭所示）清理干净，形成良好的视野。

要点 & 诀窍

步骤⑦对防止移植材料脱落非常重要。

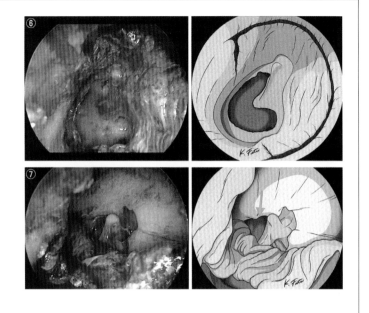

两片移植法 1

⑧贴附前上象限

将 1/2 鼓膜大小的移植材料（a）贴附于鼓膜前上部内侧面（b），并将其上缘从锤骨柄前方拉出（长箭所示），移植材料前部夹持于前壁骨质（c）与皮肤之间。

⑨贴附前下象限

将该移植材料（d）紧密贴附于鼓膜前下象限内侧面。用钝针自内向外托起移植材料，使其能够充分贴附于鼓膜残边。

要点 & 诀窍

1. 移植材料覆盖骨性外耳道对维持其稳定性非常重要。

2. 移植材料置于锤骨柄的内侧。

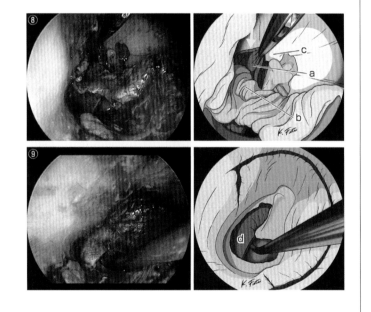

两片移植法 2

⑩两片移植材料修补

　　另取一块大片移植材料（b）在鼓外耳道皮瓣（a）内侧内置法修补剩余的鼓膜穿孔。

要点 & 诀窍

　　第二块移植材料覆盖于外耳道后壁（*），对于维持其稳定性非常关键。

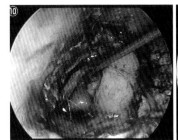
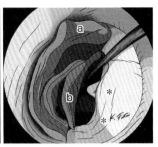

术毕时耳内镜所见

⑪确认鼓膜穿孔完全封闭

　　用针尖或者其他器械轻轻触碰鼓膜，确认鼓膜穿孔完全封闭。

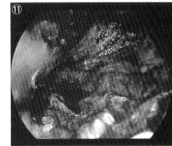
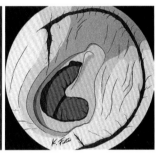

术后 1 年随访

①鼓膜像

　　穿孔愈合，新生鼓膜恢复良好。

②听力检查

　　气骨导差基本消失，与之相比，术前的贴补试验气骨导差未能完全消失。

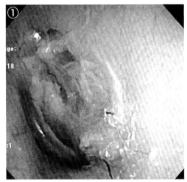

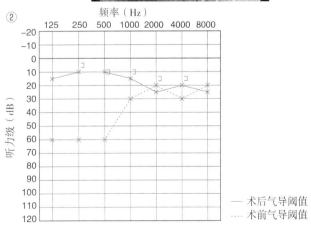

（魏　薇　盛宇　译）

鼓室硬化症——鼓室成型术Ⅲ型
Tympanosclerosis [Tympanoplasty Type Ⅲ]

伊藤 吏

鼓室硬化症定义

①鼓室硬化症

大多继发于慢性中耳炎、分泌性中耳炎，中耳腔内形成肉芽及瘢痕组织，影响听骨链的活动，临床表现为传导性聋。

②术式选择

翻起鼓外耳道皮瓣，松解听骨链，恢复听骨链的活动。

听骨链的固定多位于上鼓室（长箭所示）内，选择上鼓室开放术（transcanal atticotomy，TCA）清除位于上鼓室内的硬化灶。

清除硬化灶后，如果听骨链的活动度完全恢复，则选择鼓室成形术Ⅰ型。因听骨链内侧病变导致固定的，需要取出砧骨，行Ⅲc型（b）或Ⅲi-M型（c）鼓室成形术。

在术前，就需预先考虑到如果术中出现镫骨固定时的处理方案。

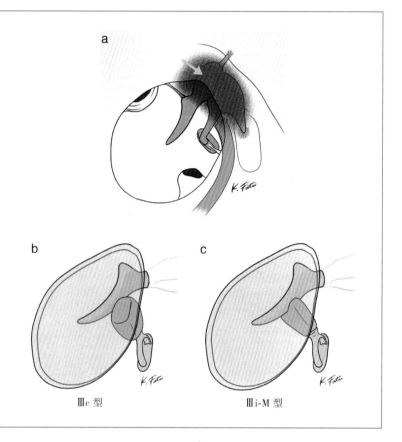

Ⅲc型　　　　　　　　Ⅲi-M型

翻起鼓外耳道皮瓣

病例：右耳

①分离鼓索神经并确认前鼓棘

用弧形弯针分离鼓索神经（a）并暴露锤骨外侧突（b），前方分离鼓外耳道皮瓣直至2点钟位置。

确认锤骨前方的前鼓棘和锤骨前韧带。

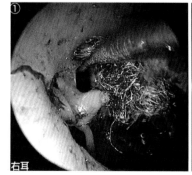
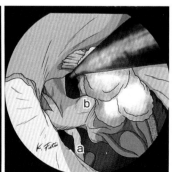

确认听骨链的连续性

②**去除部分骨性外耳道后壁**

　　为了观察到听骨链的全貌，需要用骨凿或刮匙去除部分外耳道内侧后壁的骨质。因为内镜具有广角视野，去除少许骨质就可观察到镫骨。

③**确定砧镫关节**

　　用钩针等确认锤骨（a）、砧骨（b）及镫骨（c）的活动度。用面神经刺激仪刺激鼓索神经发出部位，诱发镫骨肌收缩，可以确认镫骨是否活动以及砧镫关节连续性。

> **要点 & 诀窍**
>
> 　　刮除骨性外耳道内侧后壁骨质时，将刮匙贴近鼓索神经根部，背离鼓索神经方向进行刮除，这样可以避免损伤鼓索神经。

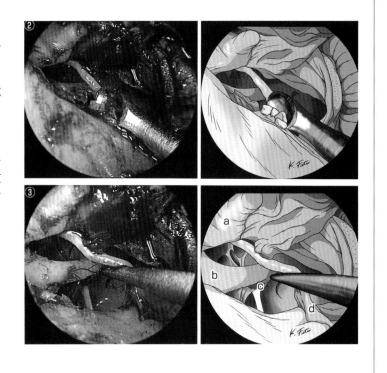

确认锤骨前韧带

④**切除前鼓棘**

　　锤骨固定时，需要明确锤骨前韧带是否存在硬化灶。为了暴露锤骨前韧带和周围组织，用 1.5mm 骨凿凿除前鼓棘（a），即可暴露深面的锤骨前韧带（b）。

⑤**清理硬化灶后，确认锤骨活动度**

　　清除周围硬化灶后，再次确认锤骨的活动度。如果锤骨活动度未见改善，需要进一步处理上鼓室病灶。

> **要点 & 诀窍**
>
> 　　1. 如果术前 CT 发现上鼓室内低密度影较少，经上述处理完全有可能恢复听骨链的活动。
>
> 　　2. 术前有必要通过 CT 对锤骨前韧带周围的钙化做出正确的评估。

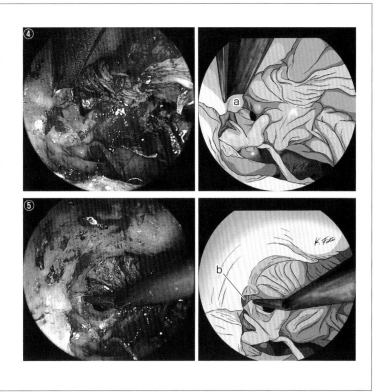

开放上鼓室

⑥切开上鼓室外侧壁

用 2.5mm 的骨凿或刮匙去除部分上鼓室外侧壁骨质。去除范围以暴露锤砧关节（a）为限度。

⑦清除上鼓室病变

用直角钩针清除锤砧关节外侧肉芽组织（b）。如果清除听骨链外侧病变还不能恢复其活动度，则取出砧骨，行Ⅲ型鼓室成形术。

要点 & 诀窍

使用直角钩针或者单头 Thomassin 剥离子清除上鼓室盾板和听骨链之间的病变组织。

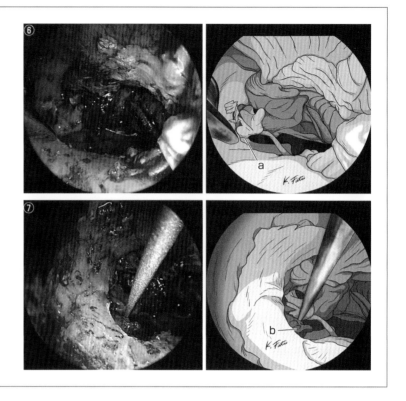

取出砧骨 1

⑧离断砧镫关节

使用弯针或者关节刀离断砧镫关节（a），该操作建议自后向前进行，这时位于镫骨后面的镫骨肌腱有对抗保护作用。动作一定要轻柔，避免过多的搔动镫骨。

⑨离断锤砧关节

上鼓室外侧壁开放后，用弯针或者 45°钩针分离锤砧关节（c）。钩针刺入锤砧关节后旋转即可轻易将其分离。

d：锤骨头；e：砧骨体。

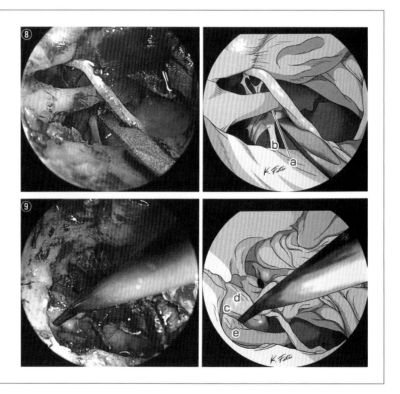

取出砧骨 2

⑩取出砧骨

用钩针钩起砧骨长脚（a），并向外侧旋转，进而完全离断锤砧关节。再用显微钳钳夹砧骨长脚取出整个砧骨。

要点 & 诀窍

向外侧旋转砧骨长脚时，注意保护鼓索神经（b），避免损伤。

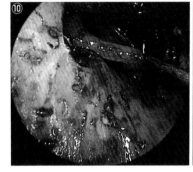
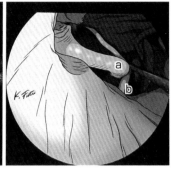

取出锤骨头并开放前方换气通路

⑪剪断锤骨头

以锤骨头剪剪断锤骨颈（a）后取出锤骨头。锤骨头剪与鼓索神经（b）走向平行，避免剪断锤骨颈内侧的鼓索神经。

⑫确认前方换气通路

锤骨头取出后，确认管上隐窝和鼓膜张肌腱（c）前方的鼓膜张肌皱襞（d）。使用弯头吸引器、直角钩针、剥离子等工具开放该皱襞。此时，在30°内镜下观察更为方便。

要点 & 诀窍

1. 为了改善上鼓室换气状况以及减轻听觉传导的负荷，需要剪断并取出锤骨头。

2. 上鼓室开放范围较小时，没有足够空间置入锤骨头剪，可以继续扩大上鼓室外侧壁开放范围。但是，在不需要去除锤骨头的病例，是否一定要扩大切除以去除听骨，需要根据患者的利益进行斟酌。

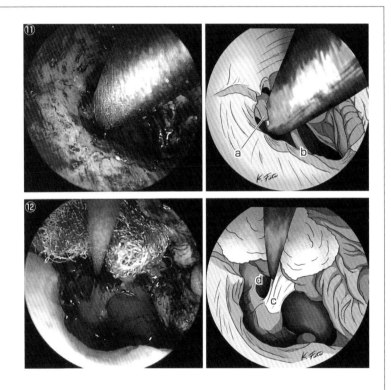

Ⅲ型鼓室成形术

⑬听力重建

使用取出的锤骨头或者砧骨体制作听骨假体。为了避免和周围组织接触，听骨假体（a）需尽量磨细，与镫骨相连的一端磨出一个 1mm 左右的凹陷以承纳镫骨头。

b：鼓索神经。

⑭复位鼓外耳道皮瓣

复位鼓外耳道皮瓣（c），将其贴附于骨性外耳道后壁，注意避免皮瓣末端内卷。

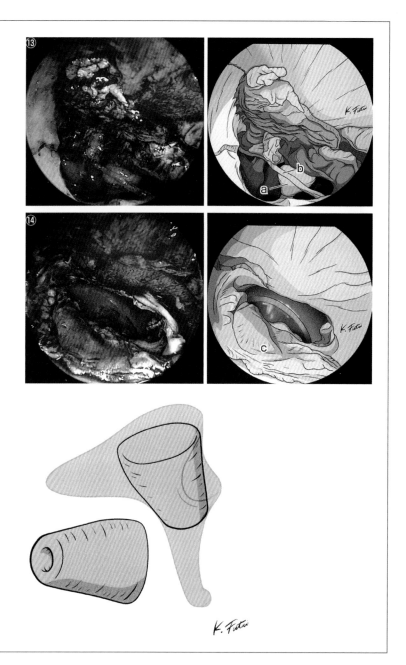

要点 & 诀窍

1. 在本术式中，上鼓室外侧壁仅开放 2mm 左右，如果术前没有鼓膜内陷，则无须进行外侧壁重建。

2. 听骨假体置入后，用面神经刺激仪诱发镫骨肌反射，确认从镫骨、听骨假体到鼓膜的联动性。

3. 复位鼓外耳道皮瓣时，过度向后牵拉会增加听骨假体向后方倒伏的风险，建议动作尽可能轻柔。外耳道骨质如果有暴露，也可以使用人工真皮等予以覆盖。

（魏薇 译）

先天性中耳畸形（砧镫关节离断）
Congenital Middle Ear Malformations （Ossicular Malformation）

齐藤彰子

中耳畸形的分类

在日本多采用基于发育生物学的舩坂分类方法 [1-2]：即锤骨和（或）砧骨固定；砧镫关节离断；镫骨底板固定（如右图所示）。但实际工作中也存在无法归入以上三类的病例。

参考各家报道，最多见单一畸形为砧镫关节离断，而两种或者两种以上的复合畸形中，砧镫关节离断合并镫骨底板固定最为常见。

在本节和下一节中，分别阐述上述 2 种畸形的手术方法。

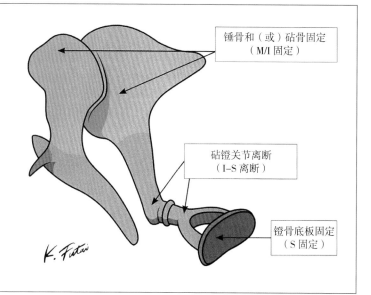

锤骨和（或）砧骨固定（M/I 固定）

砧镫关节离断（I–S 离断）

镫骨底板固定（S 固定）

砧镫关节离断病例

砧镫关节离断源于第二鳃弓发育异常，根据砧骨长脚及镫骨板上结构的发育状态，还可进一步区分为不同的亚型（如图所示）。

原则上Ⅲ型鼓室成形术时使用砧骨体制作听骨假体，Ⅳ型时使用软骨制作听骨假体，这样可以尽可能减小镫骨底板的负荷。

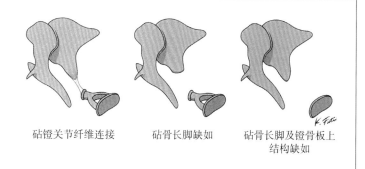

砧镫关节纤维连接　　砧骨长脚缺如　　砧骨长脚及镫骨板上结构缺如

鼓室探查 1

病例：右耳

①翻起鼓外耳道皮瓣，去除外耳道内侧后壁部分骨质

翻起鼓外耳道皮瓣，然后去除部分外耳道内侧后壁骨质（箭头所示）以暴露前庭窗区。

②探查鼓室

观察鼓室内部，了解听骨链畸形类型。此病例中砧骨长脚（a）部分缺如，镫骨头缺如，前后弓连接（b）存在，为舩坂分类中的 I-S 离断型。

要点 & 诀窍

为了便于对砧镫关节及镫骨周围进行操作，需要去除部分外耳道内侧后壁骨质。可以使用骨凿、骨锤或刮匙等器械。

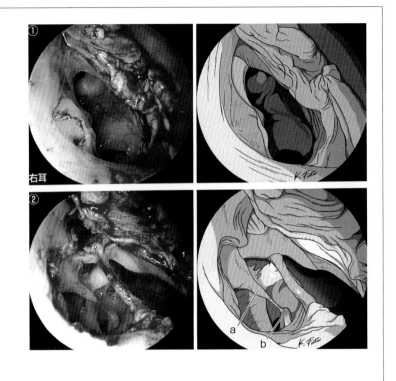

鼓室探查 2

③确认镫骨活动度

使用面神经监测仪（c）刺激面神经，确认镫骨是否活动，此例中可观察到镫骨肌腱的收缩。

④取出砧骨

继续向上鼓室方向开放骨壁，取出砧骨。

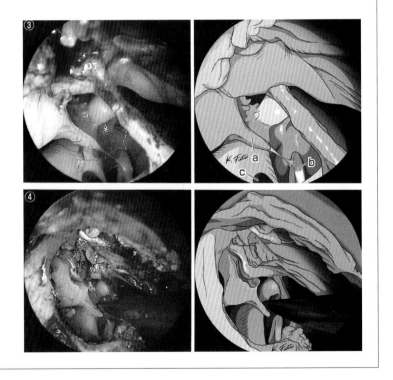

听骨链重建

⑤制备听骨假体

用金刚钻雕刻砧骨体，制备部分型听骨假体（PORP）。

⑥放置 PORP

将用砧骨制备的 PORP（a）置于镫骨前后弓连接（b）上，用生物蛋白胶黏合，完成Ⅲc 或Ⅲi 型鼓室成形术。

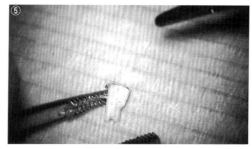

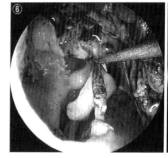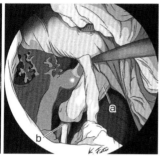

要点 & 诀窍

1. 在本例镫骨头缺如但前后弓连接存在，可于砧骨上雕刻小槽适应前后弓连接的形状，方便更好地契合。

2. 镫骨底板上放置全听骨假体（TORP）时，为了尽可能减少镫骨底板的负荷，建议使用软骨制作的假体。

关闭术腔

⑦复位鼓外耳道皮瓣

将翻起的皮瓣复位，PORP 与鼓膜的接触面用生物蛋白胶黏合。

⑧填塞

外耳道填塞吸收性明胶海绵、止血海绵等材料，耳道口留置棉球，术毕。

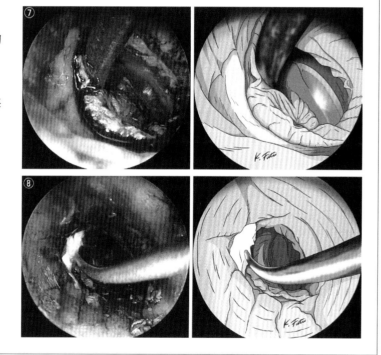

要点 & 诀窍

1. 复位鼓外耳道皮瓣后，可能出现由于皮瓣的退缩导致的外耳道骨壁裸露。范围大的话，可以使用人工真皮予以修复。

2. 耳道口放置棉球，可以避免术腔的干燥。

▶ 文献

[1] 舩坂宗太郎ほか. 先天性ツチ・アブミ関節離断症—発生学的ならびに臨床的考察による新名称の提唱. 日耳鼻 1979；82: 476-81.

[2] 舩坂宗太郎ほか. 外耳奇形を伴わない先天性耳小骨固着—その分類に関する提案. 日耳鼻 1979；82: 793-8.

（田 媛 译）

先天性中耳畸形（砧镫关节离断合并镫骨底板固定）

Congenital Middle Ear Malformations（Ossicular Malformation and Stapes Fixation）

齊藤彰子，欠畑誠治

砧镫关节离断合并镫骨底板固定病例

· 镫骨底板的固定是由于耳囊的发育异常导致。

· 镫骨底板固定多与砧镫关节离断合并存在。

· 手术方式基本上与其他镫骨手术相同（如耳硬化症手术）。

· 如果病例为年轻患者（中学生以下）时，原则上不进行镫骨手术，可以考虑成年后择期手术。因此，术中确认为镫骨底板固定后，可尝试行鼓室成形术。

鼓室探查

病例：左耳

①探查听骨链的连续性

翻起鼓外耳道皮瓣，并去除部分外耳道内侧后壁骨质，确认砧骨（a）和镫骨（b）关节离断，用面神经监测仪刺激面神经，可见镫骨板上结构活动，但镫骨底板（c）无活动。

②探查镫骨

镫骨前弓与底板不连接（d），后弓（e）与底板存在膜性连接，底板固定。

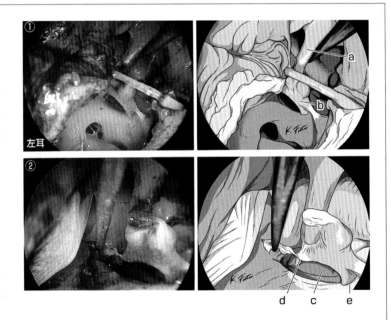

> **要点 & 诀窍**
>
> 在显微镜手术中，很难窥及镫骨下方。而角度内镜可直视镫骨前后弓及底板，这是 TEES 手术的优势。

去除镫骨板上结构

③去除镫骨板上结构

　　离断砧镫关节，切断镫骨肌腱，去除与底板无连接的板上结构。

④测量至镫骨底板的距离

　　用测量子（a）测量镫骨底板（b）到砧骨长脚下缘的距离，计算特氟龙活塞型人工镫骨的长度。

要点 & 诀窍

　　镫骨板上结构畸形，按照舩坂分类属于砧镫关节离断类型。故本例为砧镫关节离断合并镫骨底板固定。

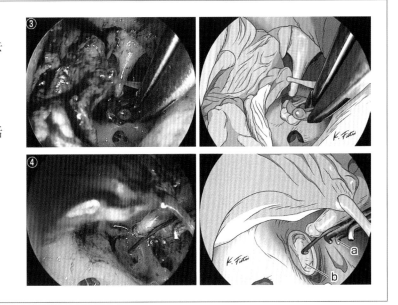

听骨链重建 1

⑤硅胶块的利用

　　镫骨手术中，砧骨长脚（a）和锤骨柄（b）之间置入 1mm × 1mm × 2mm 的硅胶块（c）。

⑥镫骨底板钻孔

　　用 0.3mm 的三棱针（d）在镫骨底板（e）开窗，确认没有井喷后，再用 0.6mm 的三棱针扩大开窗。

要点 & 诀窍

　　1. 将活塞型（piston）人工镫骨特氟龙挂钩向前推挤卡入砧骨长脚时，为了防止砧骨移位（锤砧关节脱白），需要在锤骨柄和砧骨长脚之间预先置入硅胶块。

　　2. 为了防止硅胶块落入中耳内，将其制成 1mm × 1mm × 2mm 的长方体。

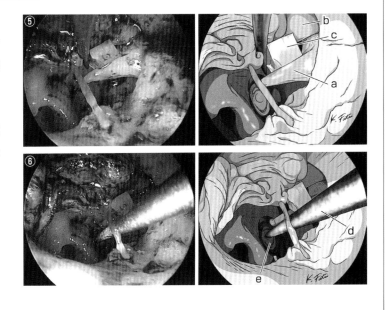

听骨链重建 2

⑦**置入人工镫骨**

将人工镫骨活塞部末端插入底板开窗处，把特氟龙挂钩开口处靠于砧骨长脚后方，向前推挤挂钩使其卡于砧骨长脚。去除硅胶块后，确认锤骨的活动可带动人工镫骨的活动。

⑧**封闭开窗部位**

在开窗部位人工镫骨活塞周围覆吸收性盖明胶海绵（b），并用生物蛋白胶封闭。复原鼓外耳道皮瓣，闭合术腔。

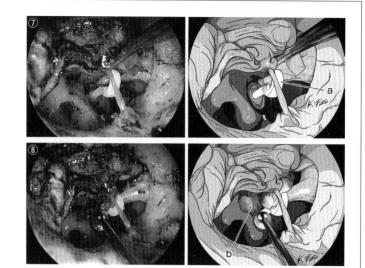

要点 & 诀窍

1. 镫骨底板固定是由于耳囊发育异常导致。

2. 合并砧镫关节离断的复合畸形较常见。

3. 患者为年轻病例（中学生以下）时，原则上不进行镫骨手术。成年后可考虑择期手术。

花絮

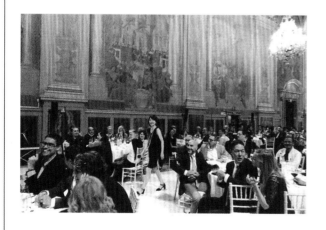

青年医生竞赛（渡边知绪奖）

这张照片是 2017 年 4 月在博洛尼亚举办的第二届世界耳内镜外科大会晚宴的现场。本届会议虽然才是第二届，但已经有来自世界 55 个国家超过 400 人参会，可见耳内镜手术受关注程度之高。青年医师竞赛（渡边知绪奖）也同样倍受瞩目，并且盛况空前。在上届比赛中只有 15 人参加，本次会议中倍增到了 31 人。幸运的是，本人的"经外耳道耳内镜手术治疗先天性中耳畸形的疗效"最终获得大奖。但聆听了各国年轻医师的演讲，让我也得到了非常好的启发。一直以来得到已故的渡边先生的很多指导和关照，这次获得以他的名字命名的大奖，我想这也是对他最好的回报吧。

（齐藤彰子）

（田媛　译）

锤骨前韧带硬化
Fixation of the Anterior Mallear Ligament

杉山元康

病例：右耳

①鼓膜像

右侧慢性化脓性中耳炎，鼓膜穿孔位于前上及前下象限，从穿孔处可窥及咽鼓管的鼓室口。

②听力测试

贴补试验后，右耳仍然存在气骨导差。

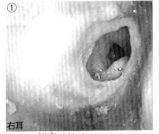

右耳

②

频率（Hz）

○ 贴补试验后

术前 CT

中耳未见软组织低密度影，听骨链未见明显异常。

①轴位 CT

a：可疑锤骨前韧带钙化。

b：砧骨与鼓室外侧壁之间未见钙化灶。

②冠状位；③矢状位

锤骨头与鼓室天盖之间无钙化灶。

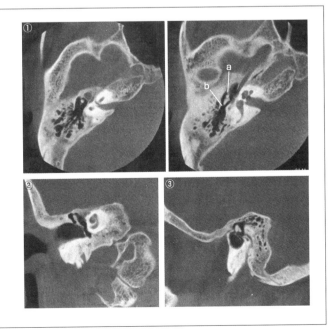

处理穿孔边缘，行耳道内切口

①处理穿孔边缘，行外耳道切口

按照"慢性中耳炎——鼓室成形术Ⅰ型"的要领（第51页），将穿孔边缘全周都制作出新鲜血管床创面。从6点钟到2点钟位置切开外耳道皮肤，向前翻起鼓外耳道皮瓣，直至暴露锤骨前方。

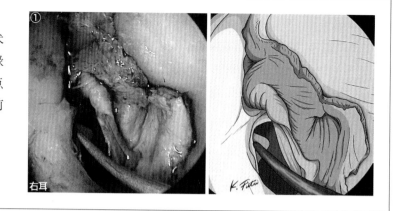

开放上鼓室

②确认听骨链活动度

最低程度地开放上鼓室后，以钩针轻触听骨链确认其活动度。在本例中，触碰锤骨时，整个听骨链活动度都很差。确定锤骨活动受限是由于锤骨前韧带硬化所致。

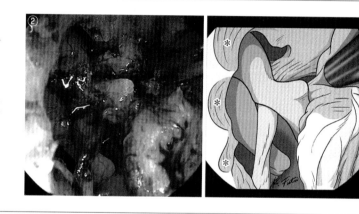

去除前鼓棘

③凿除前鼓棘

用宽度为1.5mm的骨凿，凿除前鼓棘（a）。

④去除骨质

用显微钳等工具将凿下的骨质（b）小心与周围骨质分离，此过程中避免触碰听骨链，这时在其深面就可以暴露锤骨前韧带（c）。

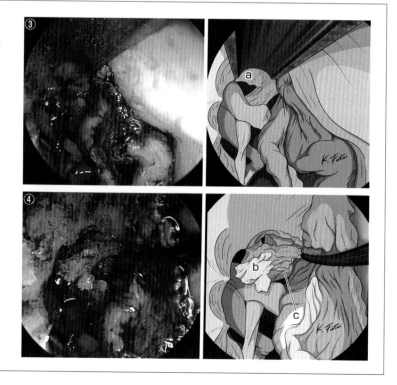

> **要点 & 诀窍**
>
> 1. 操作步骤③时，如果不完整去除前鼓棘，术后有可能再次固定。
>
> 2. 因空间狭小，最好使用宽度为1.5mm左右较小的骨凿。

剥离锤骨前韧带周围钙化灶

⑤去除骨质

　　用显微钳将凿除的骨质小心取出。

⑥去除钙化组织

　　将锤骨前韧带（a）周围的钙化灶剥离、去除。

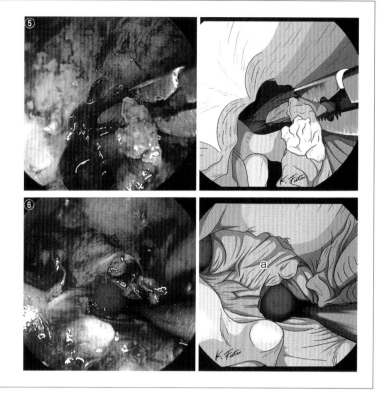

钙化灶去除后

⑦确认锤骨活动度

　　用锐利的弯针（b）触碰锤骨柄（a），确认听骨链的活动度得到改善。

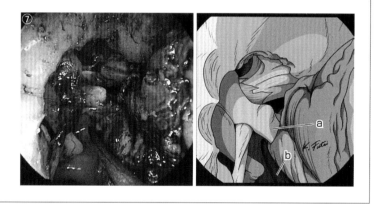

手术结束时

⑧鼓膜成形术，关闭术腔

　　用内置法行鼓膜成形术，复位鼓外耳道皮瓣，生物蛋白胶黏合，结束手术。

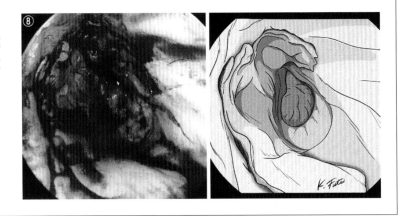

术后听力检查

术后右耳气骨导差明显改善。

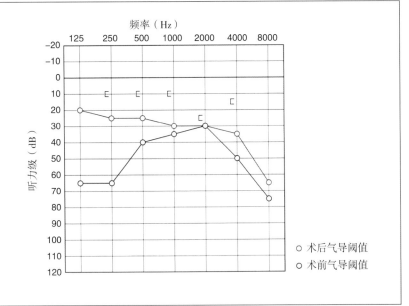

○ 术后气导阈值
● 术前气导阈值

（田　媛　译）

外伤性外淋巴瘘
Traumatic Perilymphatic Fistula

窪田俊憲

外淋巴瘘

外淋巴瘘诊断标准（草案）（厚生劳动省*难治性听力障碍调查研究小组，2016 年修订）

　　1. 确诊病例：符合下列项目之一

　　（1）经显微镜或内镜等确定中耳和内耳之间存在瘘孔。瘘孔位于圆窗、前庭窗或骨迷路的骨折、微小裂隙、畸形或者炎症破坏。

　　（2）从中耳检测出 cochlin-tomoprotein（CTP）。

　　2. 可疑病例：存在外淋巴瘘的病因或诱因（以下项目），出现耳闷、听力下降、耳鸣、眩晕及平衡障碍等症状的病例

　　（1）外伤；中耳、内耳疾病（胆脂瘤、肿瘤、畸形、半规管裂综合征等）；中耳、内耳手术等。

　　（2）外源性压力创伤（爆炸、潜水及乘坐飞机等）。

　　（3）内源性压力创伤（擤鼻涕、打喷嚏、搬运重物及用力等）。

　　3. 参考

　　（1）临床上可能有部分病例没有明确病因及诱因。

　　（2）罹患该疾病的患者可有以下症状及检查结果。

　　　　①像流水声音的耳鸣或者水流感。

　　　　②发病时伴有"啪啪"等类似膜破裂的声音。

　　　　③外耳、中耳加压或者减压时主诉眩晕，并且可见眼震。

　　　　④影像学提示有迷路积气、骨迷路瘘孔等外淋巴瘘的特征。

　　　　⑤听力下降病程可呈急性、进行性、波动性及复发性等。

　　　　⑥主诉眩晕、平衡功能障碍，但不伴听觉异常。

外伤性外淋巴瘘，病例 1：　术前检查

病例：掏耳（左耳）时被孙子撞到导致损伤

①鼓膜像

　　鼓膜后下象限可见穿孔。

②纯音听力检查

　　左侧混合性聋，伴左耳骨导听阈提高。

③轴位 CT；④冠状位 CT

　　镫骨周围可见低密度影（长箭所示），未见明显的鼓室积液和迷路积气。

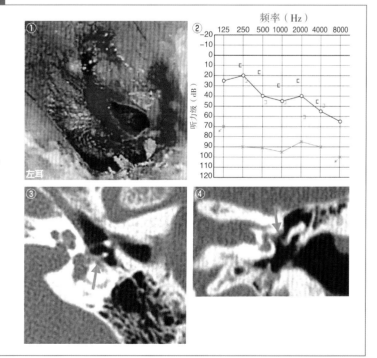

*厚生劳动省：相当于我国目前的国家卫生健康委员会

病例 1：鼓室探查

①鼓室探查

砧镫关节离断（长箭所示）。镫骨（a）向上方移位。镫骨周围可见炎性结缔组织（箭头所示）。

b: 砧骨长脚。

②砧骨取出后

头低位时气道内压力升高，便于观察确认外淋巴瘘。但本例患者在头低位时在前庭窗及蜗窗未观察到明确的淋巴液漏出。

要点 & 诀窍

进入鼓室后要先采集鼓室内冲洗液去检测 CTP。即使未见明显的外淋巴瘘孔，如果在术中不能确定诊断，也需行内耳窗封闭术。

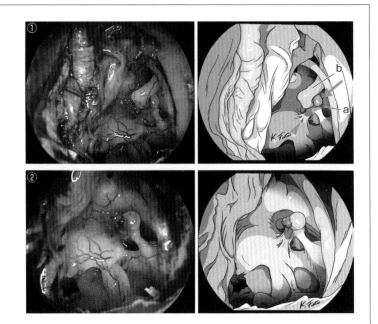

病例 1：搔刮黏膜

③搔刮前庭窗周围黏膜

为了确切封闭前庭窗，在用结缔组织修补前，应搔刮前庭窗周围黏膜（长箭所示）。

本例因为摘除了砧骨，该步骤比较容易完成。

要点 & 诀窍

前庭窗上方有面神经水平段走行，面神经裸露时，严禁搔刮其表面的黏膜。

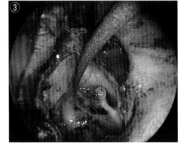
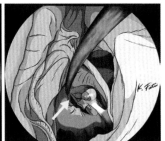

病例 1：修补瘘口

④覆盖前庭窗

　　用结缔组织片围绕镫骨周围覆盖修补前庭窗，然后用生物蛋白胶黏合固定（长箭所示）。

⑤听骨链重建，鼓膜成形

　　砧骨加工成小柱状，行Ⅲi-M 型鼓室成形术（a）。用结缔组织片内置法修补鼓膜穿孔。

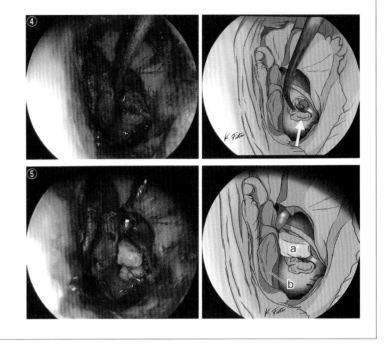

病例 1：术后检查

①术后鼓膜像

　　穿孔部位愈合。

②术后听力检查

　　可见气骨导差基本消失，注意骨导阈值亦有显著改善。本病例手术开始前采集的鼓室内冲洗液 CTP 值为 17.8ng/mL，结果为阳性，得到外淋巴瘘的确定诊断。

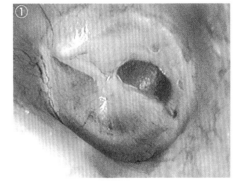

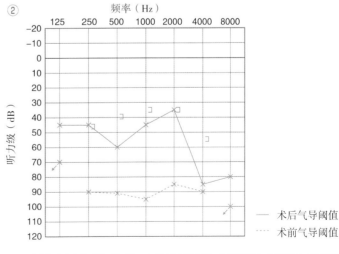

—— 术后气导阈值

········ 术前气导阈值

外伤性外淋巴瘘，病例 2：术前检查

病例：用棉棒清理右耳时不慎摔倒受伤

①鼓膜像

可见鼓膜后方中等大小穿孔，伴有血痂附着，显微镜下无法观察到镫骨周围状况。

②纯音听力检查

低频区可见气骨导差，仅 8KHz 气导无法测到。

③轴位 CT；④冠状位 CT

可见迷路积气，听骨链完整（长箭所示）。

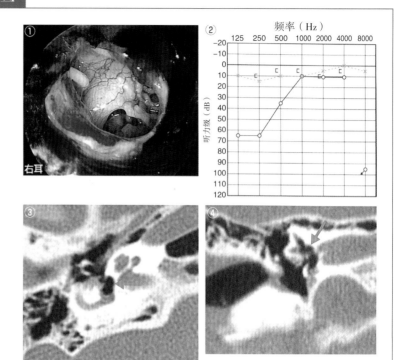

病例 2：鼓室探查

①内镜下探查鼓室内部（经鼓膜穿孔，0°内镜）

镫骨底板向上外侧脱臼（箭头所示），确认有前庭池内积气（a）。

未见明显的外淋巴液向外漏出。

②内镜下探查鼓室内部（经鼓膜穿孔，30°内镜）

较 0°内镜更加清晰地观察到镫骨及前庭窗的状况。

要点 & 诀窍

在显微镜下，镫骨下方及前庭窗是观察的死角；用 30°内镜从下方向上看，能很好地观察到上述区域。

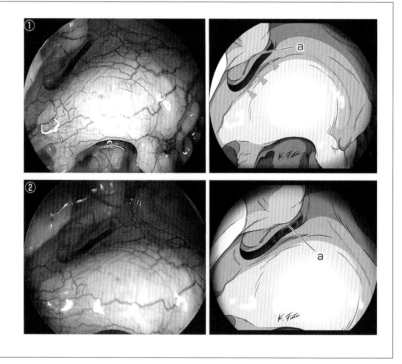

病例 2：复位镫骨

③复位镫骨

　　因为听骨链完整没有骨折，所以试行通过镫骨复位来封闭瘘孔。

　　用钩针上提砧骨长脚的末端，镫骨也连同抬起，将其复位到正常位置。

④镫骨修复后

　　镫骨足板恢复到正常位置，完成瘘孔封闭（箭头所示）。

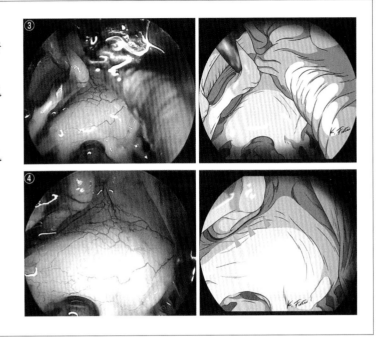

病例 2：黏膜搔刮，前庭窗修补

⑤搔刮前庭窗周围黏膜

　　用钩针搔刮前庭窗周围黏膜。在听骨链完整的情况下，面神经水平段的黏膜很难搔刮，这时不建议强行操作。

⑥修补前庭窗

　　用结缔组织（a）包绕镫骨周围覆盖修补前庭窗，其后以生物蛋白胶黏合固定。

要点 & 诀窍

　　即使前庭窗可见明显瘘孔，也无法排除蜗窗无瘘孔，所以同时用结缔组织修补蜗窗也非常重要。

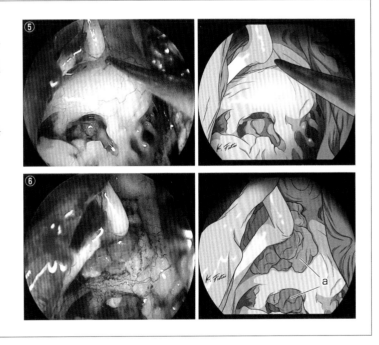

病例 2：术后检查

①术后轴位 CT；②术后冠状位 CT 迷路积气消失。

③术后听力检查

听力完全恢复。

检测本例术中采集的鼓室冲洗液，CTP 为阳性，测试值为 31.5ng/mL。内镜下确认有内耳瘘孔，因此得到外淋巴瘘的确定诊断。

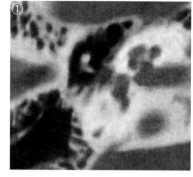
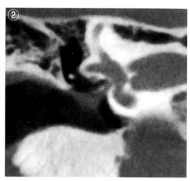

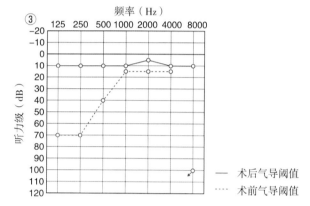

—— 术后气导阈值

---- 术前气导阈值

（王 斐 译）

特发性外淋巴瘘
Idiopathic Perilymphatic Fistula

窪田俊憲

病例

病例：15 岁女童，右耳

现病史：

· 在教室上课时，无诱因突然出现右耳听力下降和眩晕。

· 就诊于附近综合医院，发现右耳重度感音神经性聋和左向的自发性眼震，以右耳急性感音神经性聋伴眩晕为诊断收入院，予以肾上腺糖皮质激素静脉滴注治疗。

· 发病第 6 天，症状无明显改善，可疑特发性外淋巴瘘收入本院。取鼓室内冲洗液进行 CTP 检测，并进行鼓室内激素注射作为补救治疗。

· 发病第 19 天，CTP 检测的结果未回报，但是根据听力无改善，头位改变可诱发眼震，怀疑为特发性外淋巴瘘，进行了内耳窗封闭术。

①本院入院时的纯音听阈检查

右侧极重度感音神经性聋。

②轴位 CT

未发现明确的中耳积液和内耳积气。

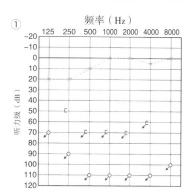

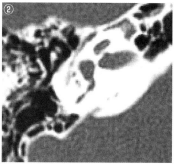

术中所见

①鼓膜像

为行鼓室内给药，使用二氧化碳激光在鼓膜上开窗，直径约为 1.6mm。开窗后，采集鼓室内冲洗液（0.3mL），行 CTP 检测。

②鼓室内所见

将鼓外耳道皮瓣翻起后，镫骨周围可见膜性结构（长箭所示）。前庭窗、蜗窗周围未见明确的瘘孔及外淋巴液漏出。

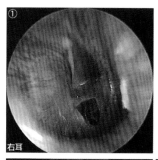

要点 & 诀窍

1. 去除部分外耳道内侧后壁骨质，获得与镫骨手术同样的术野。为了明确是否存在外淋巴瘘，不可以使用电钻及冲水操作。

2. 可以依靠增大胸腔压力，以及头低位等使脑脊液压力上升，检查有无外淋巴液漏出。

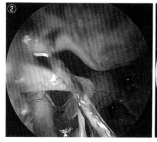

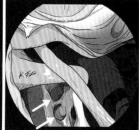

封闭蜗窗

③搔刮圆窗龛周围黏膜

　　360°刮除圆窗龛周围的黏膜，露出骨面（长箭所示）。建议使用钩针或者小刮匙。

④封闭圆窗龛

　　结缔组织覆盖圆窗龛，蛋白胶黏合固定，从而封闭蜗窗。

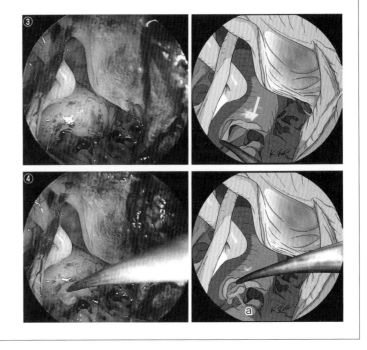

封闭前庭窗 1

⑤观察前庭窗周围

　　使用30°内镜从鼓室自下向上进行观察，可以清楚地观察到镫骨下缘（长箭所示），未见明确的外淋巴瘘。

⑥搔刮前庭窗周围黏膜

　　360°搔刮前庭窗周围黏膜（箭头所示）。自鼓室峡部插入弯针，可以搔刮前庭窗前方的黏膜。

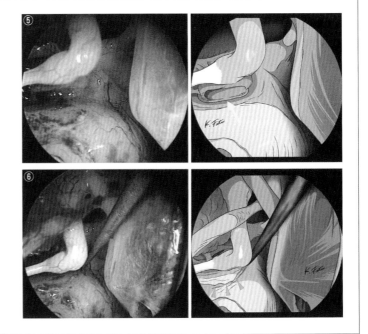

封闭前庭窗 2

⑦搔刮镫骨上方的黏膜

搔刮镫骨上方的膜样结构。如果面神经水平段未裸露，还可以小心剥离其表面的黏膜（箭头所示）。

要点 & 诀窍

1. 在特发性外淋巴瘘的病例中，因镫骨活动良好，尽量避免搔动。

2. 搔刮镫骨上方的黏膜要注意面神经的位置以及面神经是否裸露，必须确保安全。

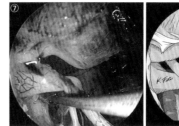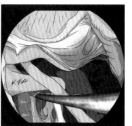

覆盖前庭窗

⑧覆盖前庭窗 1

面神经水平段和镫骨之间用结缔组织（a）充填，再用生物蛋白胶固定，封闭前庭窗上方。

⑨覆盖前庭窗 2

使用数片结缔组织膜，将镫骨周围完全覆盖，从而封闭前庭窗。镫骨肌腱的深面也要用结缔组织予以填塞（长箭所示）。

要点 & 诀窍

为了使筋膜或者结缔组织可以和瘘口周围紧密贴合，黏膜搔刮的操作是非常重要的。如果仅仅使用结缔组织加生物蛋白胶，无法确保达到严密的封闭效果。

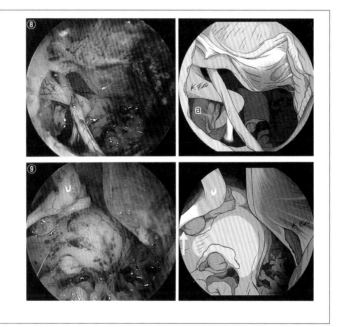

术　后

・术后数天，眩晕症状改善，眼震消失。

・本院入院时的 CTP 检查，未达 0.2ng/mL（术后结果方回报）。

・术中 CTP 检查，1.13ng/mL，结果为阳性，可以明确诊断外淋巴瘘。

・因为没有明确的外淋巴瘘诱因，故诊断为特发性外淋巴瘘。

①术后 4 个月时的纯音听阈结果

低、中频听力稍有改善。

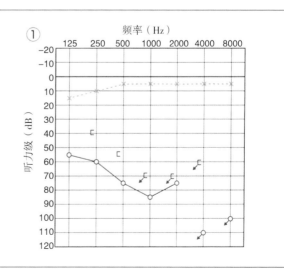

（王　谨　译）

粘连性中耳炎
Adhesive Otitis Media

伊藤 吏

粘连性中耳炎

粘连性中耳炎

中耳炎反复发作、慢性咽鼓管功能障碍以及反复吸鼻等原因容易导致鼓膜内陷、菲薄。内陷的鼓膜可以与鼓岬黏膜、砧骨长脚及镫骨板上结构粘连，这种中耳疾病称为粘连性中耳炎。Sade 分型是目前最常用的粘连性中耳炎分型法。粘连性中耳炎如果伴有胆脂瘤角化上皮的堆积，就形成紧张部型中耳胆脂瘤。

手术适应证

粘连性中耳炎持续进展，往往会导致听骨链及面神经管的破坏，这时即使没有胆脂瘤上皮堆积，也需要手术治疗。但由于其术后再粘连的概率很高，并且听力改善程度差于其他中耳疾病，所以对于轻微传导性耳聋的干耳患者，可选择保守治疗。另外，对于广泛粘连的病例，可考虑分期手术。

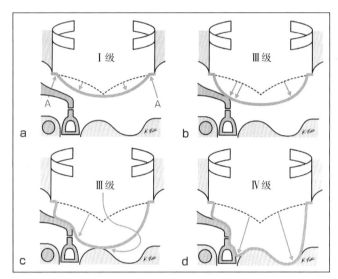

鼓膜紧张部内陷的分类（Sade 分型）

（欠畑誠治. 癒着性中耳炎をどう治療すべきか？レーザー治療の立場から. JOHNS 2005; 21:1620-4）

外耳道切口

病例：左耳

①拔出鼓膜通风管

本例患者原有鼓膜置管（a），这是门诊治疗粘连性中耳炎的常用方法。先拔出通风管，通过鼓膜穿孔（b）观察鼓室内黏膜状况。

②行外耳道切口

在外耳道骨性段中部，用环切刀切开外耳道皮肤。在左耳从 10 点钟至 6 点钟位置弧形切开。

要点 & 诀窍

对于术前未行鼓膜置管的患者，手术开始前用笑气膨起鼓膜，可以帮助确认粘连的范围。

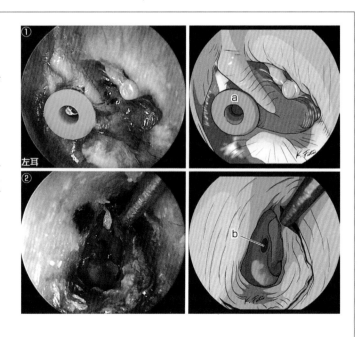

翻起鼓外耳道皮瓣 1

③翻起鼓膜

翻起外耳道皮肤时，在 4 点钟至 5 点钟位置（左耳）可见鼓环（a）。成人鼓环呈黄白色，儿童（本例）鼓环呈粉色且柔软。

在鼓环及鼓沟间插入剥离子或者钝针，将鼓膜全层翻起。

④确认下鼓室

本例患者因为下鼓室气化良好，确认鼓环下的下鼓室黏膜，用弯针等显微器械切开中耳黏膜，进入鼓室腔（b）。

要点 & 诀窍

粘连性中耳炎常常会出现鼓膜粘连于后鼓室及下鼓室的情况。要找到鼓膜内侧面与鼓室黏膜之间的潜在间隙进行分离，尽量保护鼓室内侧壁黏膜，避免骨质暴露。

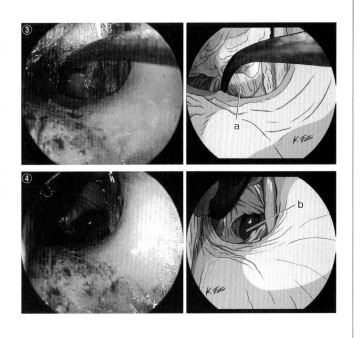

翻起鼓外耳道皮瓣 2

⑤处理外耳道后壁

粘连性中耳炎的鼓膜常会陷入后鼓室。用骨凿凿除少许外耳道内侧后壁骨质（a），将凿下的骨片连同鼓膜一同向前翻起。

⑥处理外耳道后壁及侧壁

凿除少许上鼓室外侧壁，在鼓膜内侧面沿砧骨表面继续剥离。用弯针分离鼓索神经（b），剥离翻起鼓外耳道皮瓣直至完全暴露锤骨外侧突（c）。

要点 & 诀窍

1. 翻起鼓外耳道皮瓣进入鼓室时，以鼓索神经为界，在其上方和下方分开进行剥离。

2. 如果陷入后鼓室的鼓膜上皮被撕断，上皮组织遗留于鼓室内会形成残留性胆脂瘤（医源性胆脂瘤），所以要仔细分离，直视下操作，将上皮完整剥离。

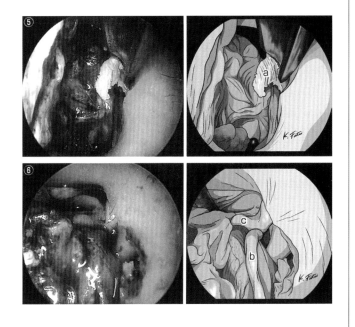

确认砧镫关节

⑦从后鼓室剥离内陷上皮

在沿前壁进入耳道的 30°内镜直视下，使用钝头弧形弯针、锐利的 45°钩针或者单弯的 Thomassin 剥离子剥离鳞状上皮，该步骤需要在直视锥隆起、鼓室窦等结构下完成。

⑧从砧镫关节剥离粘连上皮

如果鼓膜粘连于砧镫关节（a）上，使用锐利的弧形弯针沿听骨表面分离上皮。为了避免造成镫骨脱位，操作方向应沿镫骨肌腱（b）从后向前进行。

要点 & 诀窍

1. 以面神经监测仪刺激鼓索神经的起始部，诱发镫骨肌收缩有助于确定镫骨位置。

2. 面神经水平段自然裸露的情况较多见，应引起足够注意。

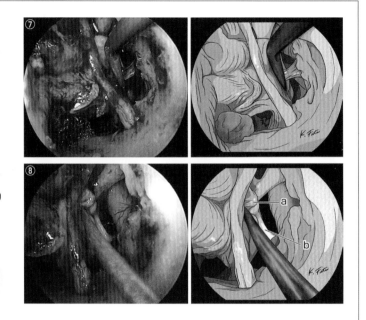

切除内陷的鼓膜

⑨切除内陷的鼓膜上皮

将粘连鼓膜连续完整剥离后，仍然残留的粘连不张的部分，以显微剪锐性去除。

⑩确认砧镫关节

本例砧骨长脚已经破坏，但仍残留砧骨豆状突（a），选择Ⅲ型鼓室成形术。

要点 & 诀窍

单手操作切除不张内陷的鼓膜会比较困难，这时，可以让助手持镜，术者左手拿吸引器，右手持显微剪。不张的鼓膜用吸引器吸引和牵张后，用显微剪给予剪除。

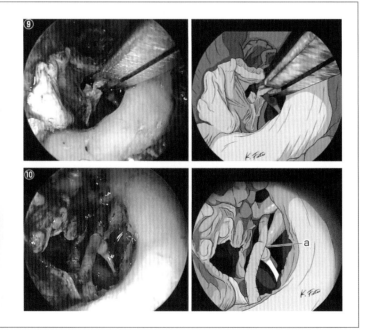

开放上鼓室，处理听骨链

⑪开放上鼓室

用 2.5mm 骨凿或者锐利刮匙，经外耳道开放上鼓室。如果上鼓室没有病变，开放上鼓室的大小以能看到锤砧关节为宜。

⑫取出砧骨及锤骨头

锐利钩针分离锤砧关节，钳夹砧骨长脚（a），向外旋转取出砧骨，其后以锤骨头剪剪断锤骨头并将其取出。

要点 & 诀窍

显微钳夹住砧骨长脚，将长脚向外拉并旋转，就可以将锤砧关节完全离断。

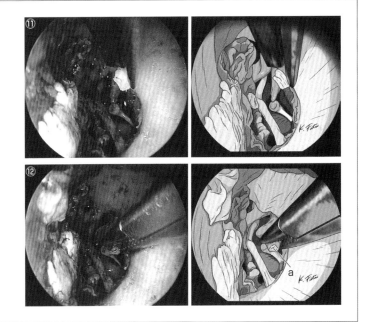

开放换气通路

⑬确认咽鼓管鼓室口

鼓膜与鼓岬粘连（a）的病例，剥离鼓膜时须尽力保护鼓室黏膜，避免骨质裸露。然后用 30°内镜确认咽鼓管口的开放情况。

⑭确认及开放鼓膜张肌皱襞

确认齿突（cog）（b）及其前方的管上隐窝（c），清除病变。通过角度镜辨认鼓膜张肌腱前方的鼓膜张肌皱襞。如果皱襞存在时，用弯吸引管或者直角钩针、剥离子等将其开放。本例患者属于鼓膜张肌皱襞发育不全型，中上鼓室之间可以循此进行气体交换（该径路也称为前方换气通路）。

d：锤骨；e：镫骨；f：鼓索神经。

要点 & 诀窍

1.清理鼓峡时，同时开放前方换气通路是促进换气通路恢复的重要步骤。

2.鼓膜张肌皱襞可分为完全型和不完全型。

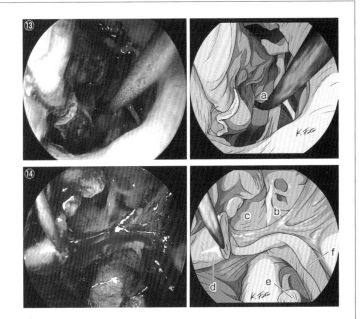

鼓膜置管与鼓膜成形术

⑮鼓膜通风管

对于术前伴有鼓室积液的患者，分泌性中耳炎复发的概率很大，可以同期予以鼓膜置管。

⑯鼓膜成形术

在鼓膜穿孔的部位（a），可以用软骨膜、皮下结缔组织（b）或者切薄的软骨内置法进行修补。

要点 & 诀窍

1.如果鼓室黏膜大范围缺损，导致骨质裸露时，术后再粘连的概率较高，可以在中鼓室 – 上鼓室里留置0.3mm厚的硅胶板，暂时不进行听骨链重建，择期行二期手术。

2.为了预防粘连性中耳炎的复发，可以用切薄的软骨加固鼓膜，或者考虑分期手术。

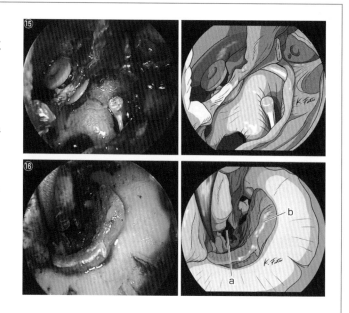

听骨链重建

⑰听骨链重建

利用切除的锤骨头或者砧骨，制成听骨假体（a）。为了避免假体与周边结构接触影响传导，需将其尽量做的纤细。与镫骨相接触的一端磨出直径1mm的凹陷以容纳镫骨头。

⑱复位鼓外耳道皮瓣

复位鼓外耳道皮瓣，使其贴于外耳道后壁骨质表面，应避免边缘卷曲。但如果过于牵拉皮瓣，容易使听骨假体向后方倒伏。

要点 & 诀窍

1.听骨链重建时，应根据镫骨与锤骨柄的距离和角度，来决定是行Ⅲc还是Ⅲi型鼓室成形术。

2.听骨假体放置完成后，用面神经监测仪诱发镫骨肌收缩，观察从听骨假体到鼓膜的联动性。

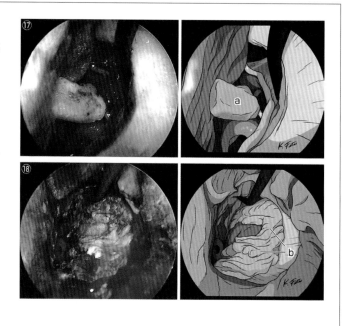

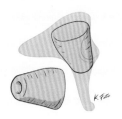

（杨 宁 译）

先天性胆脂瘤
Congenital Cholesteatoma

窪田俊憲

先天性胆脂瘤

定义

先天发生于中耳腔内的胆脂瘤，与外耳道、鼓膜不延续，伴有鼓膜穿孔和内陷的病例原则上不包括在内。

先天性胆脂瘤分期

JOS* 分期系统（2015）[1]

本分期系统适用于原发于鼓室的先天性胆脂瘤（鼓室型先天性胆脂瘤）。

Ⅰ期：胆脂瘤局限于鼓室。

根据鼓室内胆脂瘤占据的部位，本期可分为以下几种亚型。

Ⅰa 局限在鼓室前半部。

Ⅰb 局限在鼓室后半部。

Ⅰc 同时位于以上两个部位。

Ⅱ期：胆脂瘤越过鼓室侵犯到上鼓室、前鼓室或乳突内任一部位。

Ⅲ期：伴有颞骨内并发症或者病理改变。

面神经麻痹、迷路瘘孔、重度内耳损伤、外耳道后壁广泛破坏、鼓膜广泛粘连、岩尖及颅底大范围破坏。

Ⅳ期：伴有颅内并发症。

化脓性脑膜炎、硬膜外脓肿、硬膜下脓肿、脑脓肿及硬脑膜静脉窦血栓等。

Potsic 分期系统[2]

Ⅰ期：单个象限，不伴听骨链受累或者乳突侵犯。

Ⅱ期：多个象限，不伴听骨链受累或者乳突侵犯。

Ⅲ期：听骨链受累（包括听骨链受侵，以及为了去除胆脂瘤而需要去除听骨链的情况），但不伴乳突侵犯。

Ⅳ期：乳突侵犯（不论其他部位有无受累）。

*JOS：Japan Otological Society，日本耳科协会

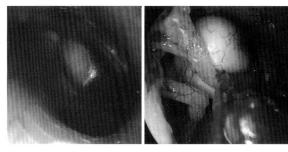

Ⅰa 期

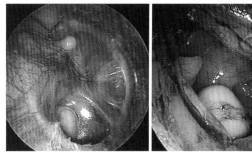

Ⅰb 期

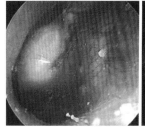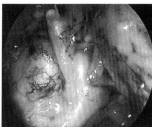

Ⅱ期
根据 JOS 分期系统

Ⅰa 期病例（右耳）：翻起鼓外耳道皮瓣

①切开外耳道皮肤

为了确保前上象限术野的暴露，从 3 点钟至 8 点钟位置切开外耳道皮肤（箭头所示）。

②翻起鼓外耳道皮瓣

翻起基底部在下方的鼓外耳道皮瓣，自锤骨柄剥离鼓膜直至其末端，充分暴露前上象限的术野。

要点 & 诀窍

1. 翻起鼓膜前上象限时，需要将鼓环和鼓膜一同翻起，避免发生鼓膜穿孔。

2. 为了避免术后鼓膜外移，尽量不要将鼓膜从锤骨柄末端完全剥离。

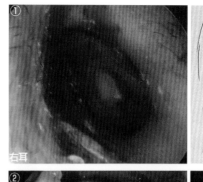 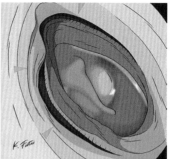
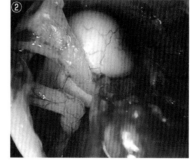 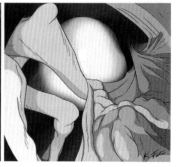

Ⅰa 期病例，去除胆脂瘤

③囊内减压

切开胆脂瘤包膜，并尽可能去除其内容物，该步骤称为胆脂瘤的囊内减压，从而保证从周围组织结构剥离时有足够术野。

④确认原发部位

30°镜下，确认鼓膜张肌腱前方（长箭所示）结构，直视下从原发部位剥离胆脂瘤。

要点 & 诀窍

囊内减压有助于连续完整地剥离胆脂瘤包膜。

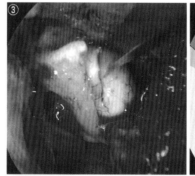 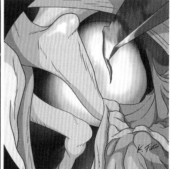
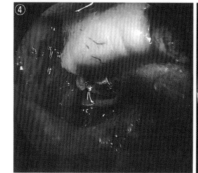 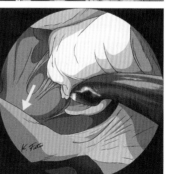

Ⅱ期病例（左耳）：　检查所见

①鼓膜像

　　透过鼓膜可见鼓室前部的白色占位。因为胆脂瘤堵塞了咽鼓管鼓室口，鼓室内可见积液。

②术前 CT

　　中耳腔内充满软组织密度影。因合并分泌性中耳炎，仅从 CT 上无法判断胆脂瘤的范围。

③CMFI（DWI）影像

　　红色显示的为胆脂瘤，可见其位于中鼓室及上鼓室，但未达到鼓室天盖，病变未进展至乳突，术前评估本例符合 TEES 的适应证。

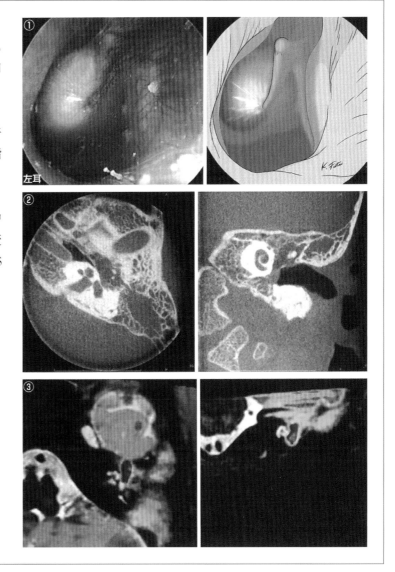

Ⅱ期病例：翻起鼓外耳道皮瓣与囊内减压

①翻起鼓外耳道皮瓣

　　本例中胆脂瘤占据整个中鼓室，所以必须将鼓膜从锤骨柄上完全剥离，以获得足够的术野。镜下见胆脂瘤从中鼓室前部向前鼓室和上鼓室方向侵犯。

②囊内减压

　　切开包膜，将胆脂瘤角化物尽量去除。通过囊内减压，确保有足够的空间来剥离胆脂瘤包膜。

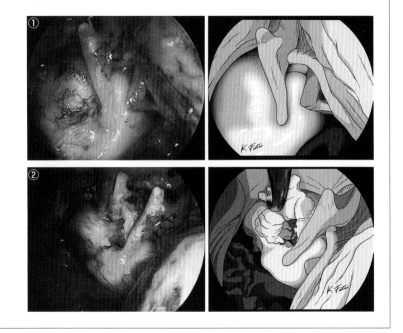

Ⅱ期病例：剥离胆脂瘤

③开放上鼓室

　　利用动力设备开放上鼓室。与术前判断相同，胆脂瘤沿听骨链内侧向上延伸，直至上鼓室。取出砧骨及锤骨头，30°内镜直视下，用弯头剥离子剥离胆脂瘤。

　　a：锤骨柄；b：鼓索神经。

④处理管上隐窝

　　因听骨链已离断，故可推挤锤骨后暴露足够空间进行操作。30°内镜直视管上隐窝（＊）下，继续进行胆脂瘤的剥离。

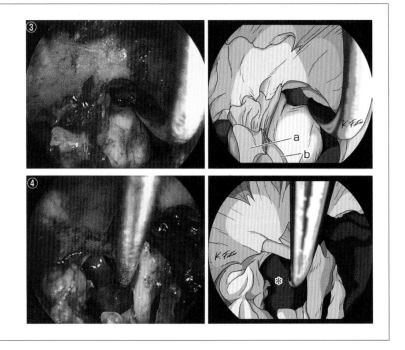

Ⅱ 期病例：切除胆脂瘤

⑤从原发部位切除胆脂瘤

胆脂瘤原发于鼓膜张肌腱、匙突及锤骨柄周围。将锤骨柄（a）向后推挤，直视鼓膜张肌腱和匙突前方，从原发部位（b）切除胆脂瘤。

c：鼓索神经。

⑥确认胆脂瘤是否残留

胆脂瘤切除后，鼓膜张肌皱襞（长箭所示）残存，检查未见胆脂瘤残留。

d：鼓膜张肌腱。

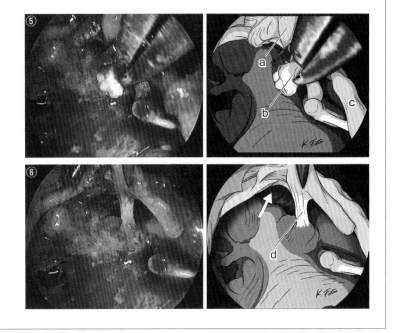

▶ 文献

[1] Tono T, et al. Staging and classification criteria for middle ear cholesteatoma proposed by the Japan Otological Society. Auris Nasus Larynx, 2017, 44:135–140.

[2] Potsic WP, et al. A staging system for congenital cholesteatoma. Arch Otolaryngol Head Neck Surg, 2002, 128:1009–1012.

（王 斐 译）

松弛部型胆脂瘤
Pars Flaccida Cholesteatoma

欠畑誠治

松弛部型胆脂瘤

松弛部型胆脂瘤（pars flaccida cholesteatoma）

胆脂瘤内陷袋从松弛部向上鼓室方向或后囊（posterior pouch）方向扩展。

①侵犯上鼓室路径

前路径：经锤骨前方向上鼓室、锤骨内侧侵犯。

后路径：从砧骨外侧向上鼓室侵犯，亦可经过后囊向后侵犯入后鼓室。

②上鼓室的解剖

熟悉上鼓室的韧带、黏膜皱襞及隐窝有助于理解疾病的扩展方式。TEES 需要充分考虑解剖结构。

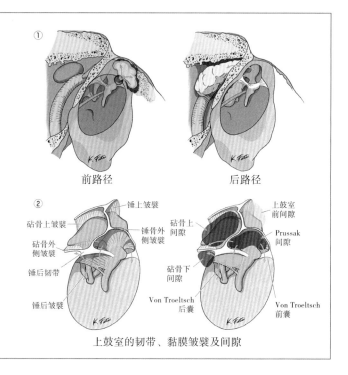

① 前路径　后路径

② 锤上皱襞　砧骨上皱襞　上鼓室前间隙　锤骨外侧皱襞　砧骨上间隙　Prussak 间隙　砧骨外侧皱襞　砧骨下间隙　锤后韧带　锤后皱襞　Von Troeltsch 后囊　Von Troeltsch 前囊

上鼓室的韧带、黏膜皱襞及间隙

术式选择：逆行法最小乳突切开术

松弛部型胆脂瘤是由鼓膜松弛部内陷形成的。使用超声骨刀或带弯钻头的动力设备，根据胆脂瘤的侵犯范围，行最低程度的骨质去除以暴露并去除胆脂瘤。根据胆脂瘤范围大小可经外耳道依次开放上鼓室、鼓窦入口及鼓窦。

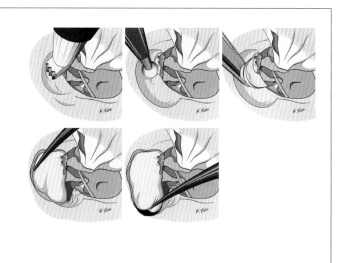

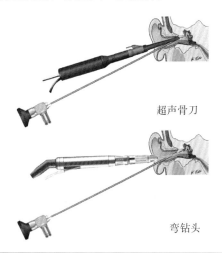

超声骨刀

弯钻头

外耳道切口

①外耳道弧形切口

通常在骨性外耳道中段，用环切刀切开外耳道皮肤。左耳从 11 点钟至 6 点钟位置弧形切开，长度超过外耳道的半周。松弛部型胆脂瘤需行逆行法最小乳突切开术时，切口的位置要更靠外侧些。

②垂直切口

在弧形切口的两端分别附加垂直切口，便于翻起鼓外耳道皮瓣。

要点 & 诀窍

骨性外耳道的皮肤与软骨段相比非常菲薄，为了避免手术结束复原鼓外耳道皮瓣后仍再骨质外露，切开皮瓣时环切刀需要用力抵住骨面，锐性切开。

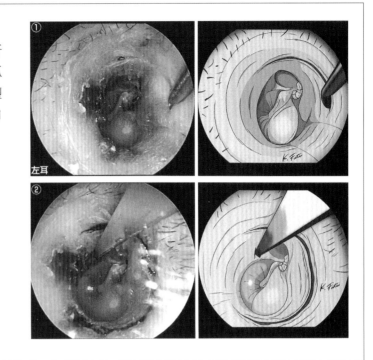

翻起鼓外耳道皮瓣

③全层翻起鼓膜

鼓环（a）呈黄白色，不足 1mm 宽，首先在 3 点至 4 点位置（左耳）将鼓环从鼓沟（b）剥起，用弯针等锐利的工具切开中耳黏膜进入鼓室，并将全层鼓膜向前翻起。此时注意分辨和保护鼓索神经（c）。

④去除胆脂瘤

翻起鼓外耳道皮瓣直至暴露锤骨外侧突。松弛部型胆脂瘤为松弛部的鼓膜上皮内陷形成，在内陷口的位置将胆脂瘤囊袋和需要保留的鼓膜之间切断并分离。

要点 & 诀窍

1. 术中控制出血非常重要，可使用含肾上腺素的棉片压迫止血，鼓乳缝的穿通支血管出血可用精细双极电凝电灼止血。

2. 切断锤骨后皱襞，向前翻起鼓外耳道皮瓣并将其贴附在外耳道前壁。

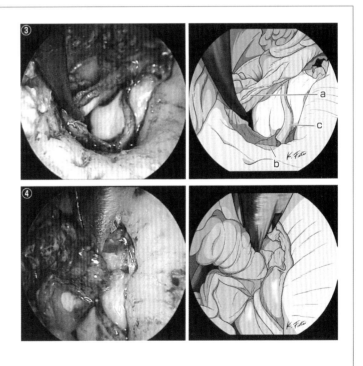

后鼓室的处理 1

⑤外耳道内侧后壁的削除

使用圆凿（2.5mm），以暴露胆脂瘤的后界为标准，最低程度地开放外耳道内侧后壁。凿除的厚度每次1mm左右，反复进行，最后用锐利刮匙刮除，直至可在0°镜下直视胆脂瘤的后界为止。

⑥剥离胆脂瘤

直视下将胆脂瘤从后鼓室剥离。从前方插入0°镜，用钝的弯针将胆脂瘤上皮从面神经隐窝、鼓室窦的黏膜表面剥离下来。

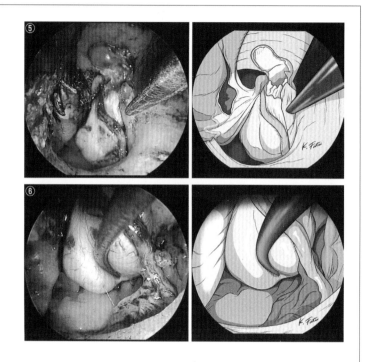

要点 & 诀窍

1. 全鼓室胆脂瘤（holotympanic cholesteatoma）：松弛部胆脂瘤分别向上鼓室及后囊（posterior pouch）方向扩展所形成。

2. 使用骨凿凿开骨质时，注意避免凿下的骨质碎块中恰好有鼓索神经穿行。如出现上述情况，可用锤骨头剪剪开骨质碎块以释放鼓索神经。

后鼓室的处理 2

⑦向上分离胆脂瘤到达面神经高度

用钝头弧形弯针，将胆脂瘤下界及后界慢慢从黏膜剥离。去除包膜内的角化物，行囊内减压，会使剥离变得更加容易。使用锐利的弯针从锥隆起（a）向前分离胆脂瘤上皮，并将上皮自镫骨（b）上剥离。本例砧骨长脚已经破坏吸收。

⑧使用角度镜观察后鼓室

确认无胆脂瘤上皮残留，该例患者的鼓室窦（＊）为B型。

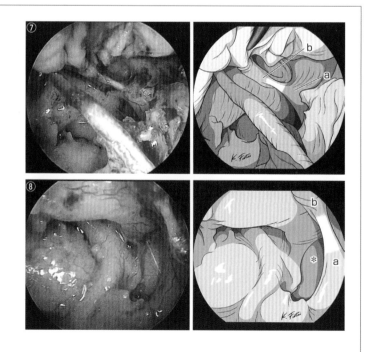

要点 & 诀窍

1. 剥离胆脂瘤时需要清晰地看到分离界面。向前提拉起胆脂瘤上皮，自黏膜表面进行剥离。

2. 使用锐利的钩针锐性分离粘连明显的部位，便于进行下一步的剥离。

上鼓室开放 1

⑨使用超声骨刀

　　头端为 2mm×2mm 的 SONOPET® 超声骨刀可以代替切削钻去除上鼓室外侧壁。刀头操作方向如图所示，如同描画弧线一样进行（长箭所示）。

⑩使用金刚钻

　　使用直径 2mm 金刚钻弯钻头进一步磨除骨质，直至与胆脂瘤之间残存一层薄薄骨质。

要点 & 诀窍

　　1. 逆行法最小乳突切开术：使用超声骨刀或带弯钻头的电钻等动力设备，根据胆脂瘤的范围分别行经耳道上鼓室开放术、鼓窦入口开放术或者鼓窦开放术。将皮瓣贴附于外耳道前壁，避免被卷入动力设备中损伤。

　　2. 使用动力设备之前，需要确认听骨链已经离断，防止不慎触及听骨链导致的内耳损伤。

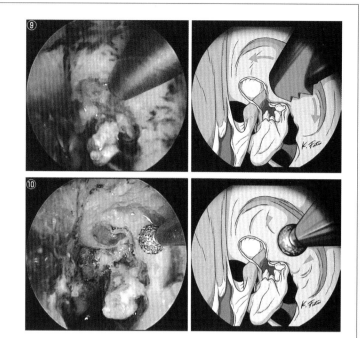

上鼓室开放 2

⑪去除内侧薄层骨质

　　为了避免动力设备伤及听骨链或面神经，前述操作结束时需在内侧残留薄层骨质，然后用骨凿或锐利刮匙去除。

⑫取出砧骨

　　对于胆脂瘤侵及上鼓室内侧的病例，用锐利钩针分离锤砧关节，取出砧骨（a），其后以锤骨头剪剪断锤骨颈并去除锤骨头。

要点 & 诀窍

　　1. 剪断锤骨颈时，锤骨头剪的头端应与鼓索神经平行插入，这是避免损伤鼓索神经的要点。

　　2. 重复操作⑨~⑪，直至暴露胆脂瘤的后界。

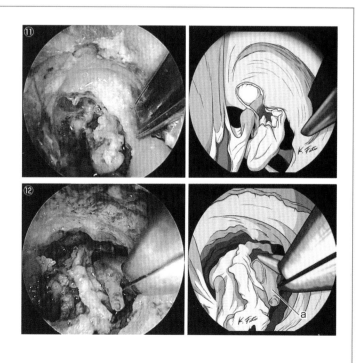

剥离胆脂瘤 1

⑬**确认胆脂瘤后界**

直视胆脂瘤后界（＊），用 Thomassin 剥离子将胆脂瘤自鼓窦向上鼓室方向进行剥离。剥离时需直视胆脂瘤和黏膜之间的界面，尽力保护正常黏膜组织。

⑭**确认胆脂瘤上界**

使用弯头剥离子剥离上鼓室天盖的胆脂瘤上皮。为了可以和后方的胆脂瘤上皮一同去除，亦可以在角度镜下进行操作。

a：水平半规管；b：鼓窦；c：锤上韧带。

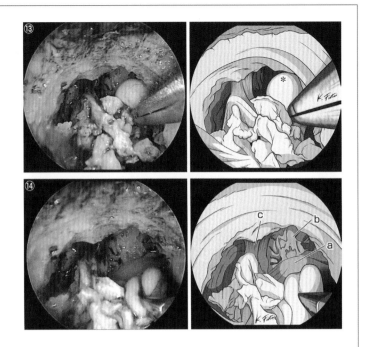

要点 & 诀窍

1. 用显微钳牵拉胆脂瘤上皮也是一种有效剥离方式。用显微钳钳夹准备剥离上皮的根部，缓慢进行牵拉，避免撕破胆脂瘤上皮。

2. 用锐利的钩针彻底剥离陷入乳突气房内的上皮。

剥离胆脂瘤 2

⑮**去除胆脂瘤**

直视下连续完整地剥离对于完整切除胆脂瘤至关重要。用吸引头或显微钳去除胆脂瘤内的角化物碎屑，囊内减压后更容易进行剥离。自上方和后方两个方向剥离的胆脂瘤上皮，最后一起整块去除。

a：锤骨；b：镫骨。

⑯**确认有无残留**

胆脂瘤去除后，以 30°内镜观察鼓窦。如有增生肉芽组织，用显微钳或弯曲的吸引头、剥离子等给予去除，开放乳突至中耳的换气通路。注意保护乳突气房及黏膜（c）。

d：水平半规管。

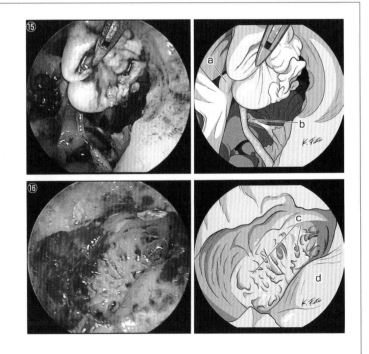

要点 & 诀窍

已剥离起的胆脂瘤上皮如果妨碍到剩余的上皮剥离，可将其先行切除。

开放前方换气通路

⑰确认鼓膜张肌皱襞

确认齿突（cog，箭头所示），清理前鼓室的病变。用钩针托起锤骨（a），角度镜下确认鼓膜张肌腱前方的鼓膜张肌皱襞（＊）。本例中鼓膜张肌皱襞完全封闭。

⑱开放前方换气通路

用弯头吸引管、弯曲的钩针或剥离子等工具开放鼓膜张肌皱襞。开放后，使用30°内镜可从上鼓室方向确认咽鼓管鼓室口。

要点 & 诀窍

1. 开放鼓峡时同步开放前方换气通路是恢复中耳换气的重要步骤。

2. 鼓膜张肌皱襞分为完全型和不完全型；根据起始位置又可分为 3 类，①发自cog；②发自鼓膜张肌半管；③发自两者之间的嵴样隆起。

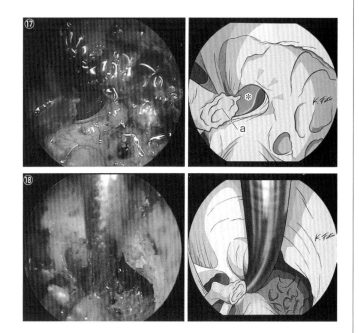

鼓膜成形：听骨链重建 1

⑲鼓膜成形

用软骨膜（a）内置法修补鼓膜缺损，软骨膜置于锤骨柄内侧。显微钳钳夹移植物将其贴附于穿孔边缘内侧并确保完整封闭鼓膜缺损，注意避免穿孔边缘内翻。

⑳制备听骨假体

切取 2mm × 4mm 软骨，去除其一侧软骨膜，中间 1/2 处切断，以连接处的软骨膜为轴对折软骨形成两层并用生物蛋白胶黏合。一端以吸引器头制备直径 1mm 小凹陷以容纳镫骨头（b）。

要点 & 诀窍

如镫骨完整且活动度好，可行Ⅲc型听骨链重建。

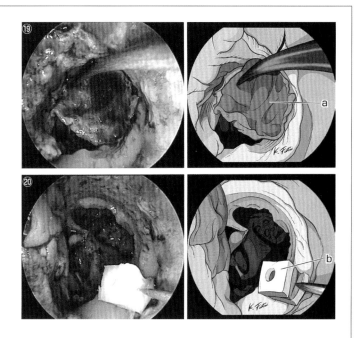

鼓膜成形：听骨链重建 2

㉑听骨链重建

将听骨假体（a）的小凹套于镫骨头（b）上，使其连接鼓膜和镫骨，完成Ⅲc型听骨链重建。

要点 & 诀窍

为了和鼓膜的形态相吻合，需调整听骨假体位置，使其与锤骨柄的后缘相吻合。

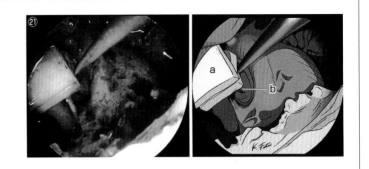

重建外耳道侧壁

㉒重建外耳道侧壁

用修剪好的纸模测量外耳道骨壁缺损的大小，根据纸片切取同样大小形状的软骨（a）进行外耳道侧壁重建。软骨的一面带软骨膜，其大小要略大于软骨，将其贴于外耳道骨质表面从而使软骨更牢固地嵌于骨质缺损处。

㉓复位鼓外耳道皮瓣

回复鼓外耳道皮瓣，使其贴附于外耳道后壁，注意避免皮瓣边缘卷曲。仔细回复鼓外耳道皮瓣可以避免外耳道的骨质外露。

要点 & 诀窍

复位鼓外耳道皮瓣后如果出现骨质外露，可以用人工真皮等进行覆盖。

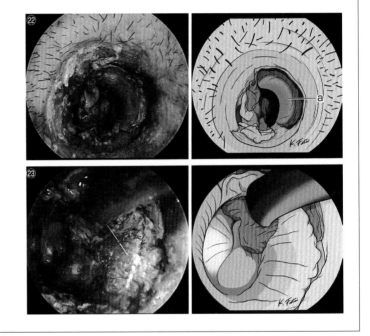

（金海南 译）

紧张部型胆脂瘤
Pars Tensa Cholesteatoma

伊藤　吏

紧张部型胆脂瘤

①紧张部型胆脂瘤（pars tensa choles-teatoma）

　　由鼓膜紧张部内陷所形成的胆脂瘤，多由粘连性中耳炎或鼓膜紧张部后上象限内陷导致。

②胆脂瘤的侵犯途径

　　多由纤维鼓环发育较差的鼓膜紧张部后上象限的内陷所致，因此早期即会出现砧骨长脚、砧镫关节以及镫骨板上结构的破坏。内陷袋继续进展，常常破坏面神经水平段（图中黄色的部分）骨管，因此在手术操作时需格外小心。

　　与松弛部型相比，紧张部型胆脂瘤容易累及面神经隐窝或鼓室窦等后鼓室区域。术中使用广角视野的内镜以及直视下进行操作，可以有效防止胆脂瘤残留。

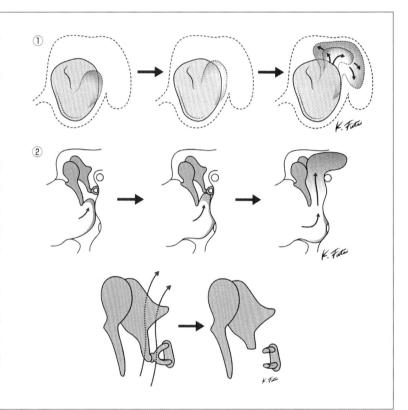

紧张部型胆脂瘤的治疗策略

　　紧张部型胆脂瘤可导致砧镫关节的破坏，继续进展可经鼓峡进入上鼓室的内侧，并进一步向后侵犯鼓窦。如果术前经 CT、MRI 检查考虑胆脂瘤已经侵犯鼓窦，可使用骨凿、超声骨刀或弯钻头的电钻，采用经耳外道的鼓窦上鼓室开放术（TCAA），参见第 5 章中耳内镜动力设备（第 138 页）。暴露胆脂瘤内陷袋的上界和后界，直视下进行手术操作。

　　如果术前的影像检查考虑胆脂瘤已经超越鼓窦，侵及乳突气房，则可选择下一节中描述的耳内镜 - 显微镜联合手术的方式。

翻起鼓外耳道皮瓣 1

病例：右耳

①翻起鼓膜

在后下方确认鼓环（a），用剥离子或弯针向前翻起鼓膜。

②外耳道后壁的处理

紧张部型胆脂瘤病例中，内陷袋可自鼓膜紧张部陷入后鼓室。为了充分暴露位于后鼓室内的胆脂瘤，需要逐步用骨凿凿除部分外耳道内侧后壁（b）的骨质，并同时将胆脂瘤向前方翻起。

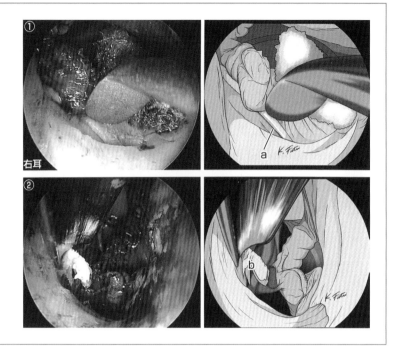

翻起鼓外耳道皮瓣 2

③分离鼓索神经及切除胆脂瘤

用锐利的弯针分离鼓索神经，并继续向前翻起鼓外耳道皮瓣直至完全暴露锤骨外侧突。于胆脂瘤内陷袋口离断鼓膜和需要切除的内陷袋囊壁。

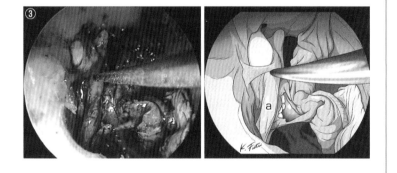

要点 & 诀窍

在外耳道后壁存在明显骨质隆起的病例，可以在30°内镜下完成去骨及剥离鼓环的操作，与0°内镜相比有着更加清晰的视野。

确认砧镫关节

④去除胆脂瘤内容物

在紧张部型胆脂瘤病例中，胆脂瘤通常占据整个中鼓室，难以在直视下剥离囊壁，因此需要首先经内陷袋口去除角化物鳞屑，即行囊内减压。

⑤确认砧镫关节

此外，需要确认是否砧镫关节被胆脂瘤囊壁包绕。如果砧镫关节完整，为了避免损伤内耳，需要在行 TCAA 之前首先离断砧镫关节。

要点 & 诀窍

用面神经刺激仪刺激鼓索神经的发出处，可诱发镫骨肌的收缩而产生镫骨的运动，便于确认胆脂瘤囊壁内有无镫骨存在。

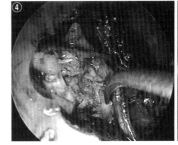
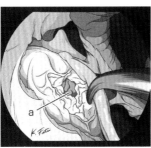

开放上鼓室、鼓窦 1

⑥超声骨刀去除骨质

使用头端 1.9mm 的超声骨刀 SONOPET®（a）替代切削钻去除上鼓室外侧壁和外耳道内侧后壁的骨质。

为了避免胆脂瘤囊壁撕裂或听骨链及面神经的损伤，切割骨质的时候需要在内侧保留一层骨壁（b）。

⑦使用金刚弯钻头进一步磨除骨质

用直径 2mm 的金刚弯钻头进一步削薄前一步骤形成的内侧骨壁，磨薄至可以用骨凿凿开的厚度。

要点 & 诀窍

1. 在使用动力设备之前，确认已经离断砧镫关节。

2. 将翻起的鼓外耳道皮瓣贴附于外耳道前壁，避免使用动力设备时被卷入。

3. 当使用超声骨刀时，将内镜置于耳道内较远的位置，避免超声刀头损伤内镜及形成的水雾模糊镜面。

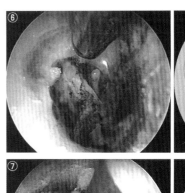
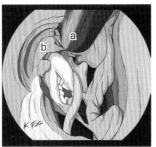
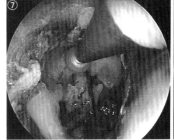
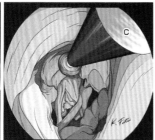

开放上鼓室、鼓窦 2

⑧内侧保留骨壁的切除

使用骨凿或锐利刮匙，将前述步骤形成的内侧薄层骨壁最终去除。骨凿及锐利刮匙可避免胆脂瘤囊壁、听骨链及面神经的损伤。

⑨取出砧骨及离断锤骨头

紧张部型胆脂瘤通常在听骨链的内侧向上方侵犯，需要用锐利钩针分离锤砧关节，取出砧骨，用锤骨头剪剪断锤骨颈并取出锤骨头。

> **要点 & 诀窍**
>
> 1. 为了直视下显示胆脂瘤的全貌，可以重复⑥~⑧步骤。但最好开始时就尽可能根据胆脂瘤的大小较大范围的去除骨壁，在不撕裂囊壁的情况下快速显露胆脂瘤的上界和后界。
>
> 2. 当需要做大范围的 TCAA 时，建议使用弯凿。

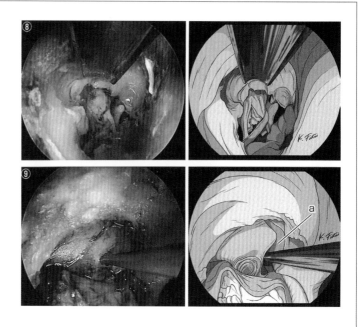

剥离胆脂瘤上皮：上鼓室、鼓窦的处理

⑩确认胆脂瘤后界

30°内镜下可直视胆脂瘤的后界（长箭所示）。使用钝头钩针或单弯 / 双弯的 Thomassin 剥离子，自鼓窦向上鼓室方向剥离胆脂瘤。清晰分辨胆脂瘤和正常黏膜的界面后进行剥离，并尽可能保留正常黏膜。

⑪确认胆脂瘤上界

其后，在30°内镜直视下，剥离附着在天盖（a）上的胆脂瘤囊壁。这时也仍然使用钝头钩针或者 Thomassin 剥离子从前向后或从后向前进行剥离。

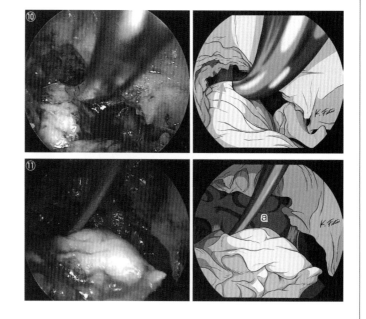

> **要点 & 诀窍**
>
> 1. 保证彻底清除胆脂瘤最重要的一点是，要在直视下连续完整地剥离上皮，避免撕破。
>
> 2. 即使使用 30°内镜，也无法在直视下观察到上鼓室盾板的内侧面。因此需要充分开放上鼓室，避免盾板内侧面残留胆脂瘤上皮。
>
> 3. 若已剥起的胆脂瘤上皮妨碍了剥离剩余上皮时，可考虑将其先行切除。

剥离胆脂瘤上皮：后鼓室的处理

⑫去除部分外耳道内侧后壁骨质

　　用骨凿和锐利刮匙去除部分外耳道内侧后壁骨质，在 0°内镜或 30°内镜下可直视后鼓室的胆脂瘤全貌。注意保留鼓索神经（a），避免损伤。

⑬剥离胆脂瘤

　　直视下剥离后鼓室（b）的胆脂瘤。

　　将内镜置于外耳道前壁，用钝头弯针或单弯的 Thomassin 剥离子剥离胆脂瘤。该步骤需要在直视锥隆起和鼓室窦等结构下进行。

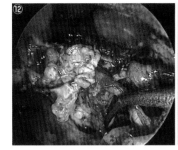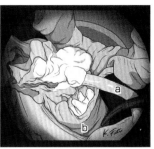

要点 & 诀窍

　　1. 在紧张部型胆脂瘤中，囊壁常常与裸露的面神经或镫骨底板粘连，因此上述两个位置上皮的剥离需要放在最后进行。

　　2. 砧镫关节完整时，需要先处理后鼓室病变，其后分离砧镫关节，最后再进行 TCAA 的操作。

剥离胆脂瘤上皮：镫骨、面神经的处理

⑭从面神经表面剥离

　　交替使用锐利和钝头的钩针以及剥离子，沿着面神经（a）的走行从后向前剥离胆脂瘤上皮。因常常存在面神经裸露的情况，可以将剥离器械尖端始终置于剥离界面略外侧些的囊壁慢慢进行剥离，这样既可以防止面神经的损伤，又可以完整地剥离囊壁。

⑮从镫骨底板表面剥离

　　用锐利的钩针从镫骨底板（b）表面连续完整地剥离胆脂瘤上皮。当镫骨底板缺如时会出现外淋巴瘘，需要封闭前庭窗，因此事先需要准备好结缔组织和生物蛋白胶。

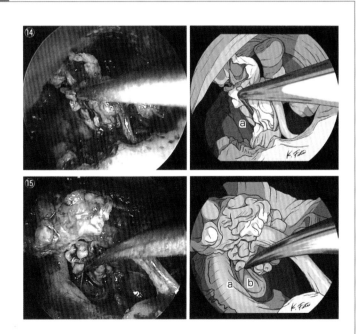

要点 & 诀窍

　　术前根据 CT 很难判断面神经表面骨管是否完整，因此进行面神经周围的操作，剥离胆脂瘤上皮时，需要牢记面神经可能存在裸露。

剥离胆脂瘤上皮：检查有无残留

⑯ 0°内镜下检查

去除胆脂瘤后，用生理盐水充分冲洗术腔，在0°内镜下充分检查上鼓室和中鼓室，检查有无上皮残留。

a：面神经；b：鼓室窦；c：镫骨底板；d：锥隆起。

⑰ 30°内镜下检查

30°内镜下观察包括鼓室窦（b）在内的后鼓室，以及上鼓室天盖和鼓窦（e），检查有无上皮残留。

要点 & 诀窍

1. 如果在胆脂瘤彻底消除之前冲洗术腔，容易使胆脂瘤上皮破碎并到处飞散，所以原则上不建议这样操作。

2. 去除胆脂瘤后需要充分冲洗术腔，洗净术腔的血凝块等以获得清晰的视野。同时可确认来自骨面或皮瓣的出血点并彻底止血。

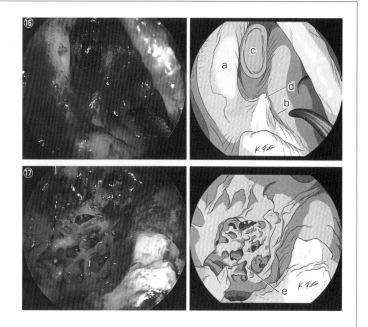

开放前方换气通路

⑱ 确认咽鼓管鼓室口

将30°内镜从锤骨柄的前内方置入，确认咽鼓管鼓室口（a）。

⑲ 确认并开放鼓膜张肌皱襞

确认齿突（cog）（b）和前方的管上隐窝，并给予清理。使用30°内镜确认鼓膜张肌腱（c）前方的鼓膜张肌皱襞（d）后，使用弯头吸引器、直角钩针或剥离子将其开放。

要点 & 诀窍

1. 开放鼓峡和前方换气通路是改善中耳腔换气的重要步骤。

2. 鼓膜张肌皱襞分为完全型和不完全型两种。

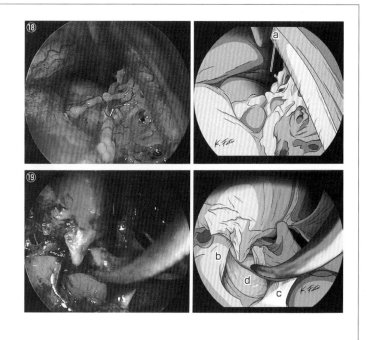

鼓膜成形术及听骨链重建

⑳鼓膜成形术

用软骨膜（a）内置法（underlay）修补鼓膜缺损。在软骨膜和鼓膜之间滴入生物蛋白胶后，使用钝头钩针将两者紧密贴合。

b：鼓索神经；c：镫骨底板。

㉑制作听骨假体

镫骨板上结构缺如的病例，可利用耳屏软骨制备楔形听骨假体（d），行Ⅳc或者Ⅳi型鼓室成形术。

e：锤骨柄。

根据镫骨底板和锤骨柄的相对位置和距离，选择Ⅳc或者Ⅳi型鼓室成形术。若选择Ⅳi型，需要在听骨假体的锤骨柄侧制作凹槽（长箭所示）卡在锤骨柄上以保持稳定。

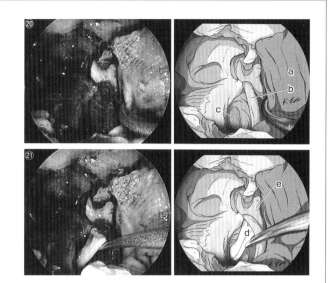

外耳道重建

㉒外耳道侧壁、后壁的重建

经外耳道的上鼓室鼓窦开放术（TCAA）后形成骨质缺损，测量其上下径及前后径。将保留一侧软骨膜的耳屏软骨（a）切薄至 500 μm。修剪软骨至略大于骨质缺损，软骨膜保留原状。将软骨牢固地卡于骨质缺损处（箭头所示）。

㉓复位鼓外耳道皮瓣

复位鼓外耳道皮瓣，使其紧贴于外耳道后壁骨面，这时需要充分拉展皮瓣，避免卷曲。但是需要注意的是，过度拉伸皮瓣可能会导致听骨假体向后倒伏移位。

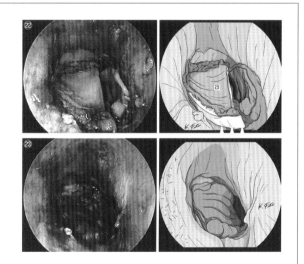

1.将重建用的软骨与外耳道骨质缺损相接触面削成斜面，不仅可以提高两者的契合度，还可以避免术后重建部位的不平整。

2.将软骨的前缘插入到锤骨前韧带附着处的前下方，使其充分与外耳道骨壁紧密接触。

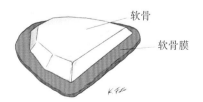

软骨
软骨膜

（金军　译）

耳内镜 – 显微镜联合入路手术
Dual Approach

伊藤　吏

中耳胆脂瘤的耳内镜 – 显微镜联合入路手术

中耳胆脂瘤手术术式的选择取决于胆脂瘤病变的范围，是否存在并发症以及有无伴随病变。

如果术前 CT 和 MRI 检查发现，参见第 2 章中 TEES 的影像学诊断（第 23 页），胆脂瘤已侵犯鼓窦，可采用动力设备辅助的经外耳道的耳内镜手术（powered TEES）方式，使用动力设备（参见第 5 章）行逆行法最小乳突切开术（参见第 3 章）；如果胆脂瘤病变已经侵犯乳突气房，鼓室内（图中蓝色点线内）的病变采用 TEES 处理；乳突部的病变（图中紫色点线内）需联合使用显微镜手术（microscopic ear surgery，MES）的完壁式乳突切开术（CWU mastoidectomy），即耳内镜 – 显微镜联合入路手术。

参照日本耳科学会的《中耳胆脂瘤分型（2015 修订版）》，对于 I 期以及仅进展至鼓窦 II 期的中耳胆脂瘤，使用动力设备辅助下的 TEES；已经侵犯乳突气房的 II 期病例，需采用耳内镜 – 显微镜联合入路手术；伴有严重并发症的病例，采用削低外耳道后壁的开放式乳突切开术（CWD mastoidectomy）。

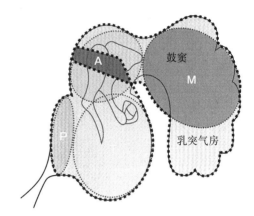

中耳胆脂瘤的耳内镜 – 显微镜联合入路手术
侵犯至鼓窦→动力设备辅助下经外耳道的耳内镜手术（powered TEES）
侵犯至乳突气房→耳内镜 – 显微镜联合手术（dual approach）
· PTA 区域使用 TEES，其具有广角视野
· M 区域使用显微镜行完壁式乳突切开术
III 期病例（除外粘连性中耳炎、迷路炎）
· 显微镜下开放式乳突切开术（CWD mastoidectomy）+ 外耳道后壁重建
P：前鼓室；T：中、后鼓室；A：上鼓室；M：鼓窦及乳突气房。
（改编自：日本耳科学会. 中耳真珠瘤进展度分类 2015 改定案 中耳腔の解剖学的の区分 <PTAM system>）

耳内镜 – 显微镜联合手术操作

①TEES 下处理中鼓室病变

翻起鼓外耳道皮瓣，锐性离断需要保留的鼓膜和内陷的胆脂瘤上皮，直视下将中鼓室内的胆脂瘤向上鼓室方向剥离并翻起。如果胆脂瘤侵犯到听骨链内侧，取出砧骨前需要先分离砧镫关节。耳内镜 – 显微镜联合手术的基本原则是保留外耳道后壁，TEES 下行最低程度的上鼓室开放术。

②完壁式乳突切开术（CWU mastoidectomy）

显微镜下行完壁式乳突切开术。在双手操作下剥离并清除位于乳突腔和上鼓室的胆脂瘤。

显微镜下不易观察到包含管上隐窝在内的上鼓室前方区域，这时建议联合使用耳内镜，所有的操作都在直视下完成。

③TEES 下行鼓膜成形术和听骨链重建

清除胆脂瘤后，在 TEES 下行鼓膜成形术及听骨链重建。

参照上图

· TEES
完成 PTA 区域中的胆脂瘤清除，鼓膜成形术及听骨链重建

· 经乳突显微手术（trans mastoid microscopic ear surgery）
完壁式乳突切开术（CWU mastoidectomy），完成 AM 区域中的胆脂瘤清除

注：经乳突的操作也可联合使用耳内镜。

翻起鼓外耳道皮瓣——TEES

病例：右耳

①翻起鼓外耳道皮瓣

　　自 6 点至 3 点钟位置，270°弧形切开外耳道皮肤。翻起鼓外耳道皮瓣，直至暴露锤骨外侧突下方。需暴露部分外耳道前壁骨质，以便于重建时承托软骨。行最低程度的上鼓室开放术（TCA），剥离锤砧关节周围的胆脂瘤上皮，并确认从前鼓棘（anterior spine）（a）发出的锤骨前韧带。

②分离砧镫及锤砧关节

　　在直视下分离砧镫关节（b）。

> **要点 & 诀窍**
>
> 　　1. 如果胆脂瘤侵犯至听骨链的内侧，需要取出砧骨。取出砧骨前需在 TEES 下分离砧镫关节和锤砧关节。
>
> 　　2. 胆脂瘤上皮侵犯到后鼓室时，用骨凿或刮匙开放面神经隐窝，将胆脂瘤上皮向上鼓室的方向剥离。
>
> 　　参见第 4 章中松弛部型胆脂瘤（第 90 页），和紧张部型胆脂瘤（第 97 页）。

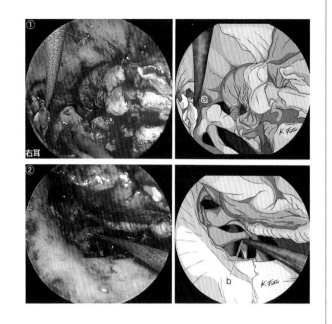

完壁式乳突切开术（CWU mastoidectomy）——MES

③完壁式乳突切开术（CWU mastoidectomy）

　　显微镜下行保留外耳道后壁的完壁式乳突切开术。左手所持的吸引器可以吸引牵拉上皮，并保持术野清晰；右手用锐利或者钝头的钩针将胆脂瘤上皮从黏膜表面剥离。

④处理上鼓室病变

　　在显微镜可直视的范围内，剥离并清除上鼓室内的胆脂瘤上皮。

> **要点 & 诀窍**
>
> 　　大量文献显示：单纯使用显微镜的手术中，上鼓室前方管上隐窝的区域胆脂瘤的残留率较高。因此，上鼓室前方的手术操作建议联合使用耳内镜，可保证在直视下进行操作。

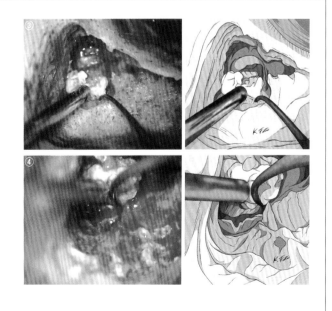

处理上鼓室前部病变及取出听骨 1：TEES 和 MES

⑤处理上鼓室前部

　　与显微镜相比，耳内镜更容易观察到上鼓室前部。耳内镜经开放的乳突腔进入，观察上鼓室前部（a）病变。在本例中，因胆脂瘤向前到达齿突（cog），向内侵犯到上鼓室内侧，所以需要取出砧骨（b）。

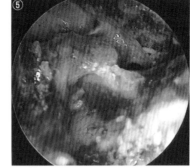
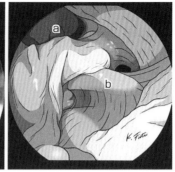

处理上鼓室前部病变及取出听骨 2：TEES 和 MES

⑥取出砧骨

　　在 TEES 下取出砧骨；但如果经外耳道上鼓室开放术（TCA）去除骨质范围较小时，可经乳突术腔取出砧骨。

⑦断锤骨头

　　在耳内镜 – 显微镜联合入路中，TEES 下完成的上鼓室开放术（TCA），上鼓室外侧壁通常仅去除最低程度的骨质，很难获得锤骨头剪对锤骨颈操作的足够空间，因此需要经乳突术腔剪断锤骨头（b）。

要点 & 诀窍

　　断锤骨头及取出砧骨是 TEES 下完成或是经乳突术腔进行操作。需要根据病例的不同，以及依据上鼓室外侧壁骨质去除的范围大小来决定。

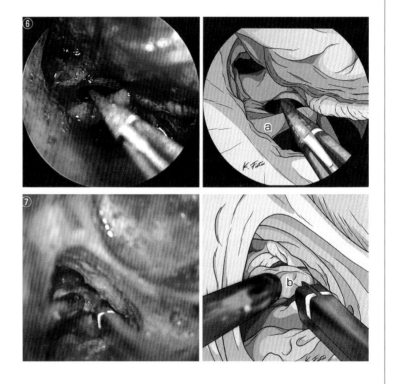

齿突（cog）和鼓膜张肌皱襞的处理——MES 或 TEES

⑧齿突（cog）的处理

如果齿突（a）明显时，可用锐利的刮匙刮除，但注意尽量保留鼓室黏膜。

⑨开放鼓膜张肌皱襞

分辨鼓膜张肌前方的鼓膜张肌皱襞(b)，用锐利的弯针或 45°钩针开放皱襞。

> **要点 & 诀窍**

1. 确保从咽鼓管鼓室口到上鼓室前部的前方换气通路畅通，是预防胆脂瘤复发的重要措施。

2. 在鼓室天盖较低的病例中，上鼓室前部为 MES 观察的死角。此时可以使用耳内镜，经乳突术腔或经外耳道进行操作，直视下开放前方换气通路。

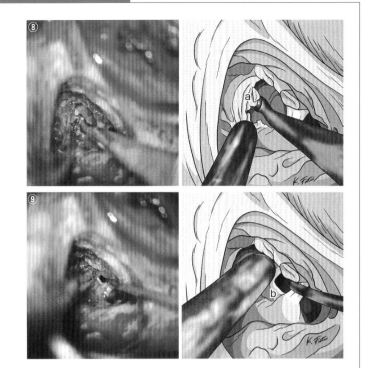

鼓膜成形术和听骨链重建——TEES

⑩使用软骨膜的鼓膜成形术

切取带软骨膜的耳屏软骨（或耳廓软骨），剥离一侧的软骨膜用于鼓膜成形术。用软骨膜（a）内置法（underlay）修补鼓膜缺损。在该步骤中，在软骨膜和鼓膜之间滴入生物蛋白胶，用较钝的钩针将两者紧密贴合。

⑪听骨链重建：鼓室成形Ⅲc 型

制作软骨听骨假体（b），将假体一端的凹陷套于镫骨头上，另一端与鼓膜相接触，两者之间以生物蛋白胶黏合。

c：锤骨。

> **要点 & 诀窍**

1. 将耳内镜抵近听骨假体进行观察，确定假体和镫骨、面神经管的相对位置，必要时可以做出调整。

2. 利用面神经刺激仪刺激诱发镫骨肌反射，确认镫骨 - 听骨假体 - 鼓膜的联动性。

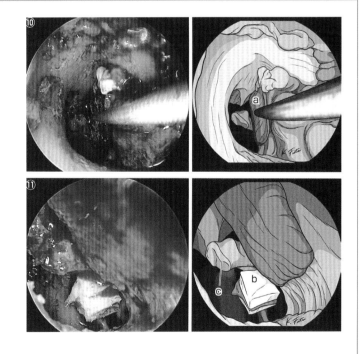

上鼓室外侧壁成形术和复位鼓外耳道皮瓣——TEES

⑫上鼓室外侧壁成形术

测量上鼓室外侧壁骨质缺损的前后径及上下径。将带有一侧软骨膜的软骨（a）削薄至 500 μm，将修整后的软骨牢固地卡在骨质缺损处并用生物蛋白胶给予黏合，参见第 4 章中松弛部型胆脂瘤（第 90 页）。

⑬复位鼓外耳道皮瓣

复位鼓外耳道皮瓣（b），使之贴附于外耳道后壁骨质表面。尽可能伸展皮瓣，避免卷曲。但需要注意过度牵拉也会使听骨假体的位置发生偏移。

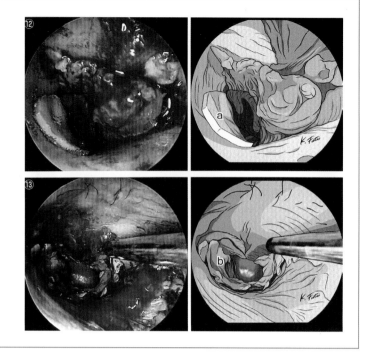

关闭术腔

⑭留置通气管

在术腔留置通气管，以确保中耳腔的引流和换气，并将其固定于耳后切口处。

⑮缝合

用可吸收线依次缝合骨膜、皮下组织，用尼龙线缝合皮肤，术毕。

（吴小寒　译）

继发性胆脂瘤
Secondary Acquired Cholesteatoma

窪田俊憲

继发性胆脂瘤

定义

继发于鼓膜紧张部穿孔，鳞状上皮由穿孔边缘向鼓膜或锤骨柄的内侧内翻生长而形成胆脂瘤。此型胆脂瘤的诊断需要排除以下疾病：慢性中耳炎鼓膜穿孔伴发的粘连性病变、紧张部型 / 松弛部型胆脂瘤、伴有鼓膜穿孔的先天性胆脂瘤等。

继发性胆脂瘤的分期

Ⅰ期：胆脂瘤位于鼓膜和锤骨柄的内侧，且局限于鼓室内。

根据胆脂瘤上皮的侵犯范围可以进一步分为。

Ⅰa：胆脂瘤上皮局限于鼓膜及锤骨柄内侧。需要同慢性中耳炎鼓膜穿孔相鉴别（①）。

Ⅰb：胆脂瘤上皮从鼓膜内侧面侵犯至鼓室壁，需要同紧张部型胆脂瘤鉴别（②）。

Ⅱ期：胆脂瘤超出鼓室范围，侵及上鼓室、前鼓室及乳突腔。

Ⅲ期：伴有颞骨内并发症；以及伴随的病理状态。

Ⅳ期：伴有颅内并发症，如化脓性脑膜炎、硬膜外脓肿、硬膜下脓肿、脑脓肿、乙状窦血栓静脉炎等。

（JOS staging system for middle ear cholesteatoma, 2015）

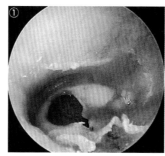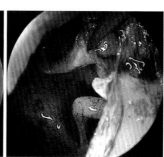

Ⅰa 期

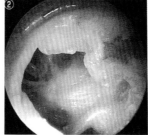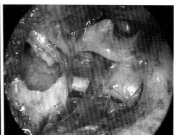

Ⅰb 期

Ⅰa 期病例

病例：左耳

①穿孔边缘制作新鲜创面

从穿孔的鼓膜外侧无法判断内翻生长的鳞状上皮的范围。需要超越内翻的鳞状上皮范围（红线）制作穿孔边缘的新鲜创面。

②锤骨周围的处理

因怀疑胆脂瘤上皮侵犯到锤骨内侧（长箭所示），因此需要翻起鼓外耳道皮瓣后再处理锤骨周围的病变。

> **要点 & 诀窍**
>
> 术前诊断为单纯鼓膜穿孔的病例，也会有部分病例术中发现鼓膜内侧有内翻生长的鳞状上皮。

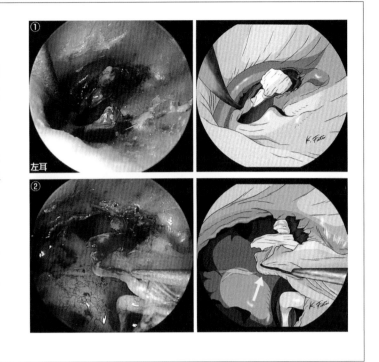

Ⅰa 期病例

③确认胆脂瘤侵犯范围

翻起鼓外耳道皮瓣后，确认锤骨内侧面胆脂瘤上皮侵犯的范围（长箭所示）。

④开放上鼓室

为了在直视下处理鼓索神经、锤骨颈内侧面的胆脂瘤上皮，需要行上鼓室开放以充分暴露术野。

> **要点 & 诀窍**
>
> 操作时注意避免破坏从鼓膜穿孔边缘内翻生长的胆脂瘤上皮的连续性。

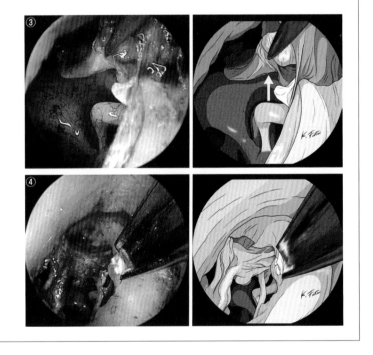

Ia 期病例

⑤从鼓索神经剥离胆脂瘤

用弯针剥离附着于鼓索神经内侧面的胆脂瘤上皮（a）。

⑥从锤骨柄剥离

用弯针剥离锤骨柄内侧面的胆脂瘤上皮。为避免对听骨链的过分搔动，建议沿着锤骨柄的长轴进行剥离。

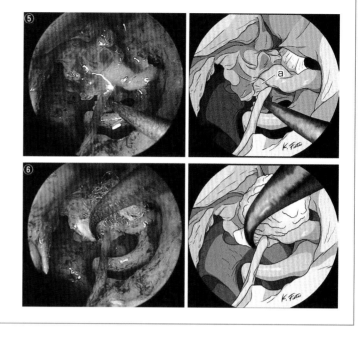

Ia 期病例

⑦剥离胆脂瘤上皮

如果胆脂瘤上皮（a）与黏膜的分界清晰，可以用显微钳牵拉上皮进行剥离。

要点 & 诀窍

1. 在单手操作的耳内镜手术中，当上皮和黏膜的分界明确时，用显微钳牵拉上皮进行剥离的方法也非常有效。

2. 为避免剥离胆脂瘤上皮导致的听骨链活动度过大，可以先离断砧镫关节后进行操作以避免对内耳的损伤。

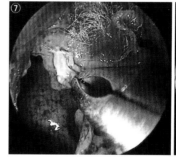
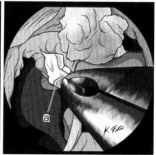

Ⅰa 期病例

⑧检查鼓室腔

用30°内镜检查鼓室腔内有无胆脂瘤上皮的残留。

a：鼓膜张肌腱。

⑨检查鼓室前部

直视下观察管上隐窝和咽鼓管鼓室口处，确认无胆脂瘤残留，其后完成鼓膜成形术。

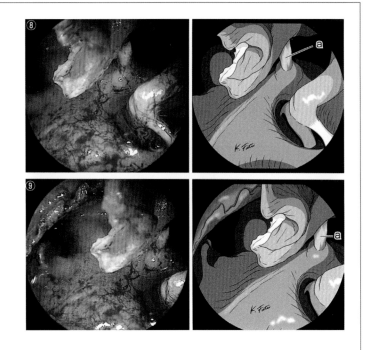

要点 & 诀窍

受外耳道形态的影响，某些病例中即使使用内镜也无法观察到锤骨前面。如果怀疑锤骨前面有胆脂瘤的残留，可以先离断砧镫关节，并将锤骨推向后方后进行检查。

Ib 期病例

病例：左耳

①鼓膜像

胆脂瘤上皮由鼓膜穿孔边缘向鼓室内生长，鼓室黏膜和胆脂瘤上皮之间的分界往往不清。

*：硬化灶；a：胆脂瘤上皮。

②穿孔边缘制作新鲜创面

去除内侧有鳞状上皮的鼓膜残边，形成新鲜创面。

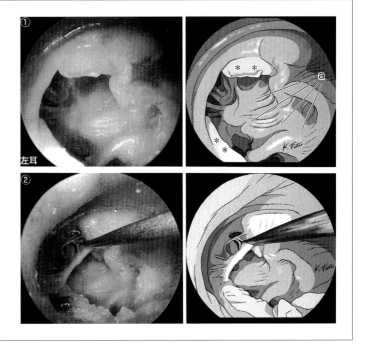

Ib 期病例

③剥离胆脂瘤上皮 1

翻起鼓外耳道皮瓣，开放上鼓室，直视胆脂瘤上皮和鼓室黏膜的分界面，连续完整地进行剥离，注意避免撕裂上皮。

④剥离胆脂瘤上皮 2

自黏膜剥离胆脂瘤上皮（a）时，利用吸引器吸引牵拉上皮进行剥离也非常有效。

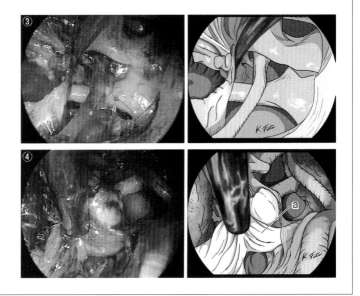

Ib 期病例

⑤剥离胆脂瘤上皮 3

当前鼓室存在胆脂瘤时，为了充分暴露术野，需要将鼓膜从锤骨柄上完全剥离。

⑥清除胆脂瘤后

用 30° 内镜检查咽鼓管（长箭所示）内是否有胆脂瘤上皮残留。清除胆脂瘤后行鼓膜成形术。

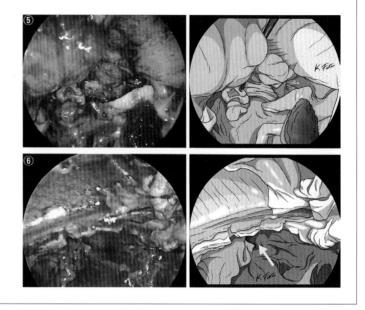

Ib 期病例：采用 SPIES™ 图像处理系统进行观察

ⒶCLARA

耳内镜下深部结构由于采光不足光线较暗，CLARA 技术可自动对该部分进行补光从而提高画面光亮度。

ⒷCHROMA

该模式下血管可以更清晰地突出显示。

ⒸSPECTRA B

该模式有助于区分胆脂瘤上皮和鼓室黏膜。

要点 & 诀窍

对于后天继发性胆脂瘤，即使可以连续完整地剥离胆脂瘤上皮，仍然可能无法辨别胆脂瘤上皮和鼓膜黏膜之间的界限。采用 SPIES™ 系统可以帮助手术医生很好地区分两者。

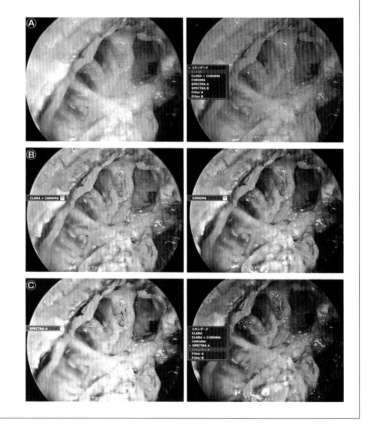

（王婧婷　译）

胆脂瘤残留及复发
Residual Cholesteatoma

古川孝俊

检　查

病例：13 岁男性，左耳

　　2 年前，患者被诊断为左侧紧张部型胆脂瘤（Ⅱ期），行左侧鼓室成型术＋完壁式乳突切开术（Ⅲc，耳内镜 - 显微镜联合入路，重建上鼓室外侧壁）。在随访过程中发现上鼓室外侧壁塌陷，影像检查发现上鼓室内异常阴影，可疑胆脂瘤残留及复发。

①鼓膜像（复发时）

　　上鼓室外侧壁塌陷处未见到明显的角化物鳞屑堆积。

②③CT 所见

　　上鼓室可见类圆形低密度影。

④MRI 图像

　　CT 的低密度影同 CMFI（DWI）的高信号重合，可疑胆脂瘤病灶。

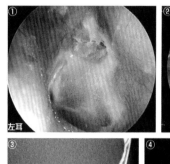
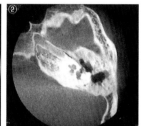
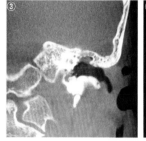
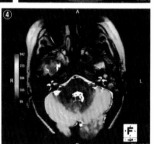

　　手术方案：采用经耳后小切口的耳内镜手术。为了尽可能保留上鼓室盾板，充分利用前一次手术开放的乳突腔。

耳后小切口；确认复发的胆脂瘤并进行剥离

①耳后小切口

　　在耳后做长约 1cm 皮肤切口，分离皮下组织形成通向乳突腔的手术通路。这是形成容纳耳内镜及显微器械操作空间的最小切口。

②确定复发胆脂瘤的范围并进行剥除

　　在耳内镜下确定胆脂瘤的全貌，并开始进行剥离。

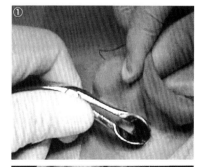
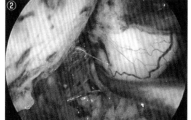

要点 & 诀窍

　　耳内镜具有广角视野，比较容易确认病灶范围。使用带有角度的显微钳进行剥离，不容易和内镜相互干扰。

剥离并清除胆脂瘤 1

③囊内减压

本病例中胆脂瘤较大，为了更好地显露间隙中的胆脂瘤上皮，先切开包膜去除囊内容物，即进行囊内减压。

④清除外侧较表浅的胆脂瘤部分

为了清晰地看到内侧的胆脂瘤，将已经剥离的靠近外侧的胆脂瘤部分去除。

要点 & 诀窍

如果胆脂瘤的范围较大，可先行囊内减压，这样有助于连续完整地剥离并清除胆脂瘤。

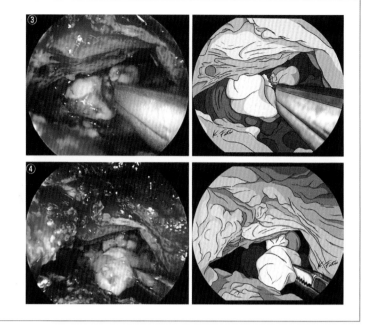

剥离并清除胆脂瘤 2

⑤依次清除胆脂瘤

直视下剥离深处的胆脂瘤。

⑥剥离胆脂瘤母质

剥离被突出骨质遮挡的胆脂瘤上皮，需要将内镜靠近，直视下放大后进行操作。

要点 & 诀窍

1. 剥离过程中注意不要撕裂胆脂瘤母质，连续完整的剥离至关重要。

2. 耳内镜手术中，常出现内镜下可窥及，但器械无法触及的情况。需要根据术腔的具体形状和位置，选择合适的手术器械。

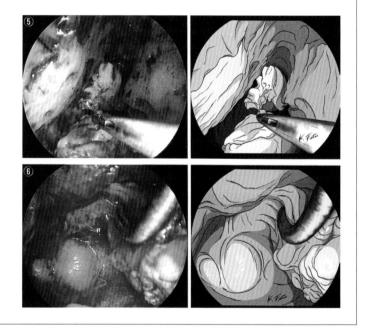

剥离并清除胆脂瘤 3

⑦清除最后的胆脂瘤

　　直视下剥离被突出骨质遮挡，位于上鼓室前方的胆脂瘤上皮，将其全部清除。

⑧确认有无上皮残留

　　内镜下仔细观察有无上皮残留。

　　*：前鼓室；a：齿突。

要点 & 诀窍

　　如果使用角度镜，就可以观察到突出骨质内侧面的腔隙和结构。回顾分析我科的手术病例，选择合适的内镜可以减少胆脂瘤残留及复发率。

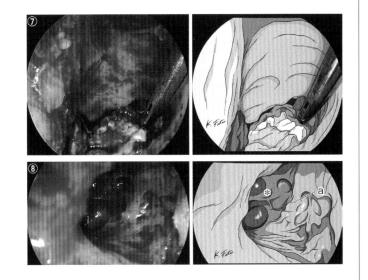

术后所见

①鼓膜像（术后 2 年）

　　未见胆脂瘤复发。

②耳后所见（术后 6 个月）

　　本次术后皮肤切口瘢痕不明显。

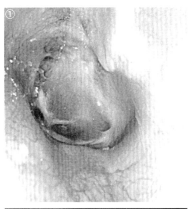

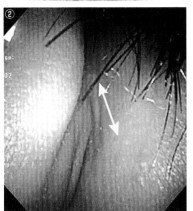

要点 & 诀窍

　　针对胆脂瘤复发病例，采用内镜最小切口入路技术的优点：①小切口；②微创；③广角视野。

（汉桂华　耿娟娟　译）

耳硬化症
Otosclerosis

欠畑誠治

耳内镜下镫骨手术的优点

①出色的术野可视性

同一视野下，即可显露手术相关的全部中耳解剖结构。

②减少死角区域

非常容易辨认前庭窗凹陷和圆窗龛，还可以清晰地观察到镫骨下面、前后弓、底板，置入人工镫骨后判断其状态。

③无须皮肤切口，仅需去除较少的骨质

不需要做耳后切口或耳内切口，只需行耳道内切口及去除少许骨质即可获得充分的手术视野。

④单手操作

即使是在耳内镜出现之前，耳硬化症手术在显微镜下也是以单手操作为主。无论是特氟龙 – 金属钩的人工镫骨，还是全特氟龙人工镫骨，均可以单手完成逆行法手术操作。

逆行法和顺行法的比较

为了不影响术后的 MRI 检查，我们选用全特氟龙活塞式人工镫骨。常规采用逆行法，该方式在听骨链完整的情况下置入人工镫骨，其后再去除镫骨板上结构。

①逆行法

·在保持听骨链完整性的情况下先完成镫骨底板开窗，会减少底板浮动的风险。

·在置入全特氟龙人工镫骨，并且将挂钩卡在砧骨长脚时，听骨链仍然保持完整，无须担心锤砧关节脱位，故这时不需要用钩针抵住砧骨长脚对抗推力。

②顺行法

在顺行法中，首先去除镫骨板上结构，再插入人工镫骨。为了避免将钩环卡入砧骨长脚时锤砧关节脱位，需要在锤骨柄和砧骨长脚之间预先放置硅胶块。

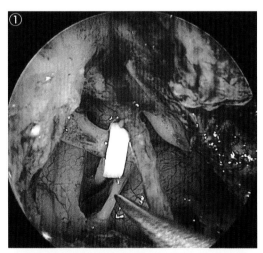

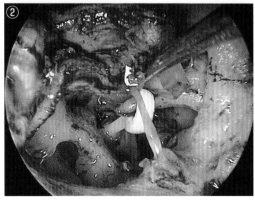

要点 & 诀窍

在人工镫骨置入前，用钩针的杆部插入挂扣并使其扩张，挂钩更容易挂于砧骨长脚上。

翻起鼓外耳道皮瓣，暴露术野

①翻起鼓外耳道皮鼓瓣

　　鼓岬表面血管充血，这是与鼓膜的 Schwartze 征相对应的体征。这时，不仅需要辨认镫骨及其活动度，还要判断整个听骨链的活动度。另外，需确认圆窗龛有无闭锁。

②暴露术野

　　用刮匙或骨凿去除部分外耳道内侧后壁骨质，直至暴露操作所需术野。同一术野下可看到上方的面神经水平段（a）、前方的锤骨外侧突（b），以及后方的锥隆起（c）。

　　该术野与耳显微镜下手术相同，但去除的骨质更少。

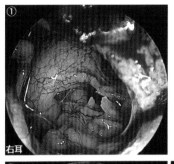
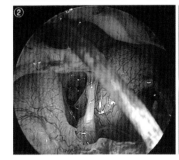
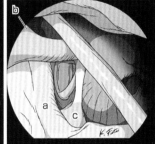

要点 & 诀窍

　　和其他中耳手术相同，需弧形切开半周以上外耳道后壁皮肤，并翻起鼓外耳道皮瓣，便于之后的观察和操作。图②显示需要达到的暴露范围，充分的暴露为后续器械操作提供必要的空间。

确定人工镫骨的长度和底板开窗

③确定人工镫骨的长度

　　用测量器测量镫骨底板和砧骨长脚下缘之间的距离，在此长度基础上增加 0.2~0.5mm 选择相应长度的人工镫骨。

④底板开窗

　　首先用 0.3mm 的三棱针在底板中后 2/3 的部分钻孔，确认无井喷。

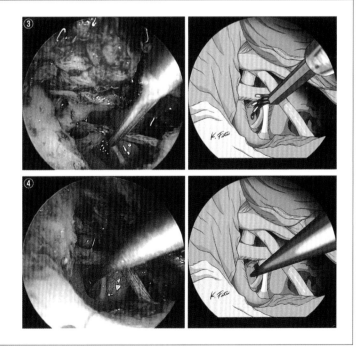

要点 & 诀窍

　　鼓索神经影响手术操作时，可将其推向前方，暂时贴于鼓膜内侧面。

扩大开窗并确定其直径

⑤扩大开窗口

使用直径为 0.6mm 的三棱针扩大底板开窗口。捻转三棱针钻孔时，利用其自身重力即可，一般无须额外施加压力。

⑥确认底板开窗的大小

使用直径为 0.6mm 的开窗测量子测量开窗的大小，测量子可以在无阻力的情况下进出开窗口。如感觉进出有阻滞感，可继续扩大开窗口。

要点 & 诀窍

使用直径为 0.6mm 的三棱针捻转行底板开窗及扩大时，开窗口的直径大约为 0.7mm。采用逆行法术式时，先进行底板钻孔，再分离砧镫关节及去除板上结构，故很少会出现底板浮动。开窗后不建议用吸引器直接吸引开窗处及周围，避免扰动内耳。

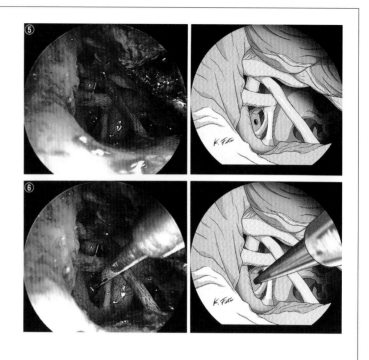

置入人工镫骨

⑦人工镫骨的准备

本例使用全特氟龙人工镫骨。

人工镫骨植入前，将钩针的杆部穿入挂钩，将其充分扩张。

⑧置入人工镫骨

内镜直视下，将人工镫骨活塞部下端置于底板开窗处，依靠其自身重力沉入前庭池。挂钩的缺口处倚靠于砧骨长脚后方，用弯针向前推挤挂钩使其卡于砧骨长脚上。

要点 & 诀窍

向前推挤挂钩使其卡于砧骨长脚时，如果感觉阻力较大，应取出人工镫骨并重新扩张挂钩。出现上述情况的原因是已扩张的挂钩恢复到原来的大小。

如果可以在去除镫骨板上结构前置入人工镫骨（即逆行法），可以减少锤砧关节脱位的风险。

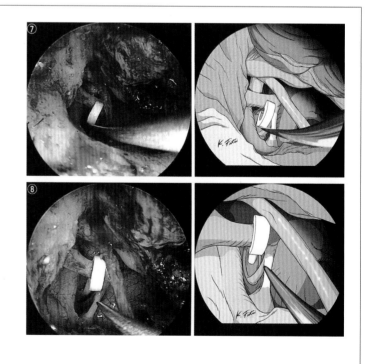

去除镫骨板上结构 1

⑨分离砧镫关节；剪断镫骨肌腱

　　用关节刀（Joint knife）分离砧镫关节，用弯剪剪断镫骨肌腱。

⑩剪断镫骨后弓（crurotomy）

　　用镫骨后弓剪（crura nipper）剪断镫骨后弓。在此步骤之前，应充分凿开外耳道内侧后壁骨质直至暴露锥隆起，提供后弓剪操作的空间。

要点＆诀窍

　　右耳手术时，术者一般都是左手持镜，所以内镜位于外耳道的前方或者上方，这时后弓剪和内镜平行进入容易互相干扰。因此需要将内镜略向外退，稍远离操作部位以保证有足够的操作空间。

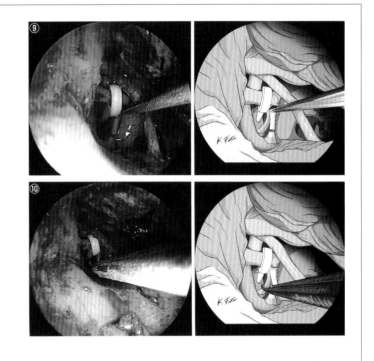

去除镫骨板上结构 2

⑪折断前弓

　　用弯针向下鼓室方向推挤镫骨，折断前弓。

⑫确认切除的镫骨结构

　　确认切除的镫骨，后弓在靠近镫骨肌腱附着处剪断，前弓在靠近底板处被折断。行镫骨部分切除术（partial stapedectomy）时，需要确认取下的和前弓相连的镫骨底板前半部分。

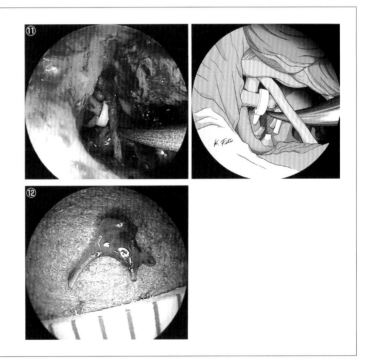

封闭缝隙

⑬封闭镫骨底板缝隙

用小块吸收性明胶海绵（a）封闭人工镫骨活塞部与镫骨底板开窗边缘之间的缝隙，并滴入生物蛋白胶给予黏合。

要点 & 诀窍

用吸收性明胶海绵覆盖活塞部周围的全部缝隙，不留空隙。滴入生物蛋白胶后，不再使用吸引，避免吸引生物蛋白胶时将吸收性明胶海绵一同吸出。

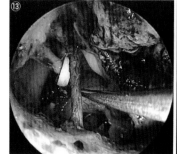
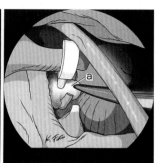

（姜宪　汉桂华　蓝志杰　译）

外伤性听骨链中断
Traumatic Ossicular Chain Discontinuation

渡邊千尋

颞骨骨折

　　外伤性听骨链中断在颞骨纵行骨折中非常常见。颞骨骨折的病例中，有 15%~20% 的病例遗留持续存在的传导性聋。听骨链中断有多种类型，以砧镫关节脱位最为常见，其次是砧骨移位和镫骨骨折。

病例：右耳

　　砧镫关节脱位合并砧骨移位

鼓膜像

　　外耳道后壁可见骨折线（长箭所示），鼓膜未见明显的异常。

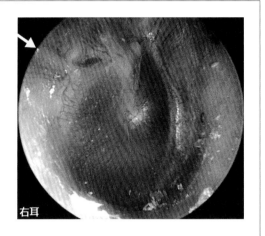

右耳

①听力检查（4 分法）

　　右侧混合性聋，平均气骨导差 26.4dB（气导听阈 45dB，骨导听阈 18.6dB）。

②术前 CT 结果

　　Ⓐ听骨链中断。

　　Ⓑ外耳道可见骨折线。

　　Ⓒ乳突气房可见骨折线。

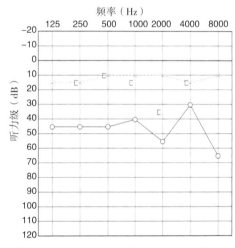

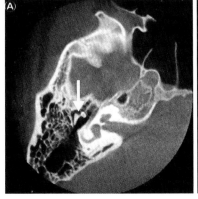

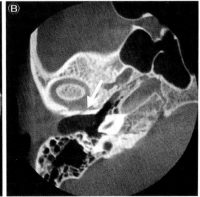

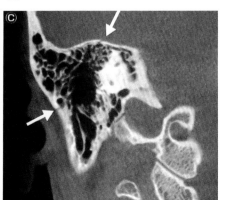

砧骨移位的病例
弧形切开并翻起鼓外耳道皮瓣

①耳内切口

　　在6点至2点钟位置行外耳道弧形切口，两端各补充一个垂直切口，翻起鼓外耳道皮瓣。

②翻起鼓膜

　　因外耳道的皮下组织嵌顿于外耳道后上方的骨折线内，需要用显微钳慢慢将其剥出。

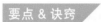

要点 & 诀窍

　　如果骨折致外耳道骨质突起，需要在突起外侧切开皮肤并翻起皮瓣。

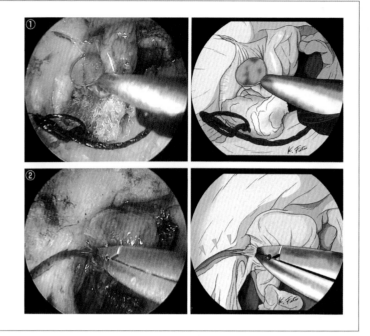

处理中断的听骨链 1

③检查鼓室内情况

　　翻起皮瓣进入鼓室，检查听骨链的连续性。可见砧骨长脚与镫骨头完全脱位，镫骨头上可见纤维条索（a）。

④确认鼓索神经，处理锤砧周围病变

　　确认鼓索神经后给予分离。

　　由于砧骨长脚（b）向前方移位，鼓索神经在其内侧走行。分离砧骨长脚和锤骨柄周围的结缔组织，充分显露鼓索神经。

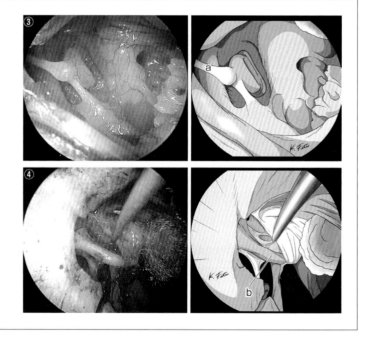

处理中断的听骨链 2

⑤取出砧骨

　　首先确认锤砧关节已经脱位，然后用直角钩针向外钩起砧骨长脚，用显微钳将其取出。

⑥处理镫骨周围病变

　　用显微剪剪除与镫骨相连的纤维条索（a）。鼓索神经（b）走行于鼓膜张肌腱的下方。

　　在步骤⑥中，为了更好地显露上鼓室，耳内镜自外耳道下壁进入，因此与其他图片视角不同，这点请各位读者注意。

⑦确认镫骨的活动度

　　用角度镜观察镫骨底板及板上结构（c），确认该处有无骨折及离断。用面神经刺激仪刺激面神经水平段或鼓索神经，确认镫骨底板是否活动良好。

要点 & 诀窍

　　角度镜可在直视下观察到镫骨底板的状态。

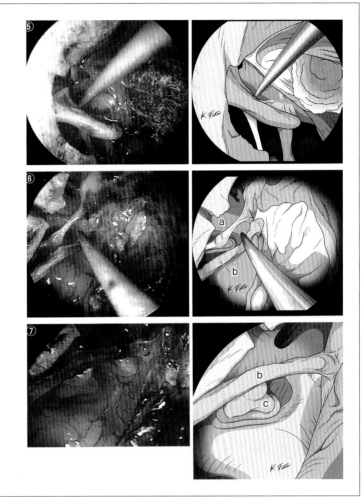

骨折处的处理

⑧骨折线处的处理

如果因骨折导致外耳道凹凸不平或者突出，应使用刮匙、骨凿和骨锤将其处理平整。

> **要点 & 诀窍**
>
> 本例系以刮匙刮除部分骨质，并将骨粉充填入骨折线的凹槽内。

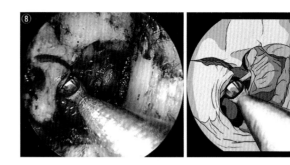

重建听骨链

⑨制作听骨假体

将砧骨磨制成听骨假体（a），与镫骨连接的一端磨出一小凹可置于镫骨头上，行Ⅲc型听骨链重建术。刺激鼓索神经，使镫骨肌腱收缩，确认听骨假体的连接。

⑩复位鼓外耳道皮瓣

复位鼓外耳道皮瓣，以人工皮肤覆盖外耳道骨质裸露处，以吸收性明胶海绵及膨胀海绵填塞外耳道后结束手术。

> **要点 & 诀窍**
>
> 可以直视下看到听骨假体的连接情况，这也是耳内镜手术的优点之一。

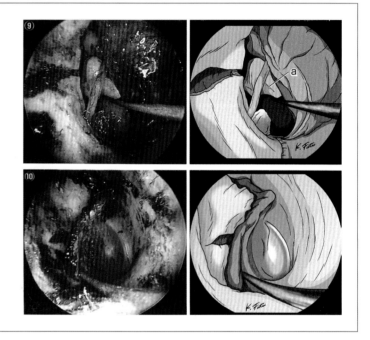

（姜　宪　蓝志杰　译）

鼓膜外侧愈合
Lateralized Tympanic Membrane

中島小百合

鼓膜外侧愈合

鼓膜外侧愈合

　　鼓膜外侧愈合指的是愈合的鼓膜脱离原有鼓环的位置，在其外侧愈合的病理状态。

①狭义的鼓膜外侧愈合

　　上皮层与纤维层之间无连接。

　　a：鼓膜上皮层整体向外侧移位。

　　b：鼓膜上皮层的一部分外侧愈合。

②外耳道内侧纤维化［medial meatal fibrosis（MMF）］

　　在上皮层与纤维层之间，有增生的结缔组织存在。

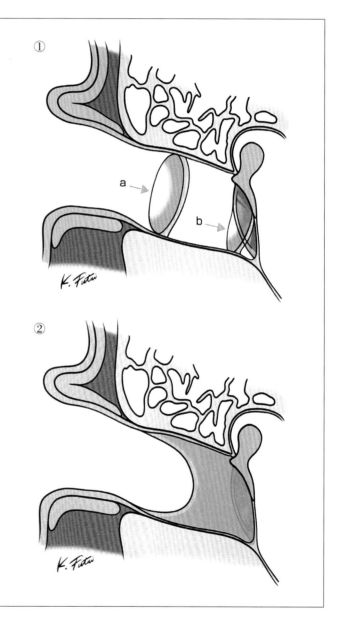

术式选择

　　采用经外耳道的耳内镜手术，可以在同一视野观察到鼓环全貌。对于在显微镜下容易成为死角的鼓环前方区域，即使不去除部分外耳道骨质也可以直视下观察到。该手术最重要的是鼓环周围的操作，这一点在耳内镜下尤其易于完成。

翻起皮瓣

①切开鼓膜

    十字切开外侧愈合的鼓膜，并用环切刀向外侧翻起，形成宛如花瓣样的皮瓣。

②翻起皮瓣

    依次翻起 4 个花瓣状皮瓣，并搔刮其内侧面。

要点 & 诀窍

    1. 行十字切开时务必直达骨面，将掀起的皮瓣贴在外耳道壁上以避免遮挡视野。

    2. 翻起而不是切除花瓣状皮瓣，这样操作的好处是可以尽量减少术后的骨质暴露，避免不必要的植皮。

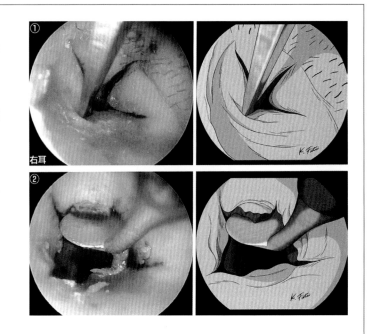

处理鼓膜内增生结缔组织，探查鼓室

③外耳道内侧纤维化（MMF）时

    因上皮层和纤维层之间存在增生的纤维结缔组织（a），故应用环切刀逐层去除多余的纤维结缔组织，直至暴露并确认原有纤维层（b）为止。

④尽量保护纤维层

    形成穿孔的病例中，还需要清理鼓室，包括听骨链周围病变，同时确认听骨链的活动度。

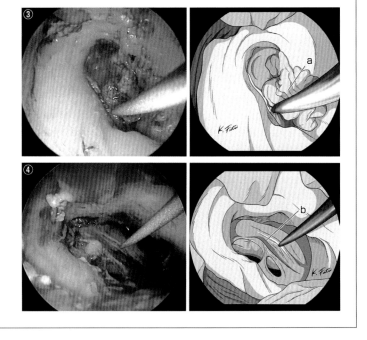

鼓膜成形术：鼓膜纤维层残留时

⑤裂层皮片外植

　　保留纤维层，将取自耳后的裂层皮片（a）覆盖在纤维层上，然后用生物蛋白胶固定。

⑥留置硅胶板

　　为了预防皮瓣的粘连以及再次外移（外侧愈合），皮片外侧放置厚度为0.3mm的硅胶片（b）。

要点 & 诀窍

　　1. 为了避免鼓膜再次形成外侧愈合，重建鼓膜的裂层皮片在前方只需接触到外耳道前壁即可，切勿同时覆盖外耳道前壁。

　　2. 外耳道前壁和鼓膜的裂层皮片应分别放置，避免一块皮片同时覆盖两者。

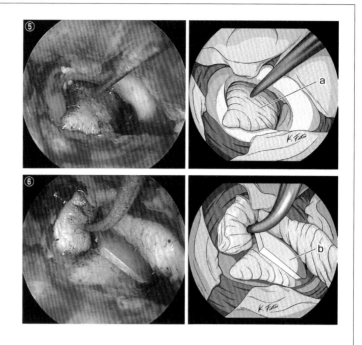

鼓膜成形术：鼓膜纤维层缺如时

ⓐ鼓膜纤维层及纤维鼓环均缺如。

⑤内置法修补鼓膜

　　将取自耳后的筋膜及结缔组织（a）内植于锤骨柄和鼓环内侧，搔刮鼓沟内侧的黏膜。

⑥裂层皮片外植

　　接下来将裂层植皮片（b）覆盖于骨性鼓环和锤骨柄外侧，再以生物蛋白胶固定。为了避免粘连，需在鼓膜外侧和外耳道前壁放置硅胶片。

要点 & 诀窍

　　若鼓沟缺失时，可用1mm的弯钻头，在骨壁上磨出新的鼓沟。

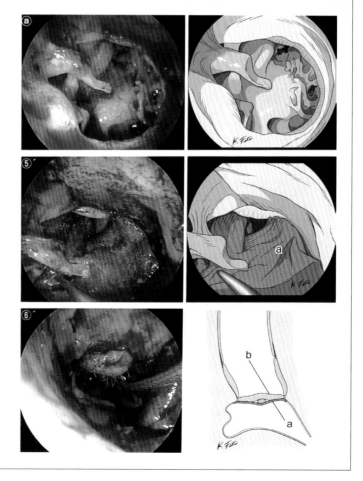

关闭术腔；填塞外耳道

⑦⑧填塞

　　将几丁质膜（a）切成条状，覆盖于外耳道创面，中间填充吸收性明胶海绵（b），再于外耳道外侧填塞膨胀海绵。

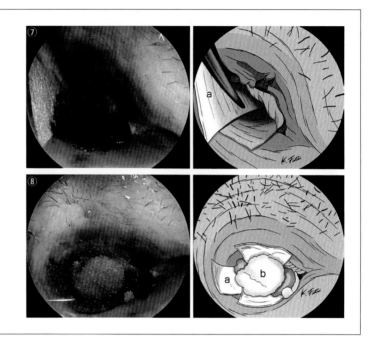

要点 & 诀窍

　　术后1周更换填塞物，该手术愈合时间比一般的耳内镜手术长，大约需要3周，持续换药直到移植皮片完全愈合为止。

（朴美兰　蓝志杰　译）

岩尖胆固醇肉芽肿
Cholesterol Granuloma in the Petrous Apex（PACG）

欠畑誠治

岩尖胆固醇肉芽肿

①岩尖胆固醇肉芽肿

位于岩尖，会导致周围骨质的膨胀性破坏。可出现眼痛、球后痛以及各种脑神经的症状。

②术式选择：经外耳道的耳蜗下入路

对于听力正常的患者，建议选择引流的术式，而避免选择破坏内耳的术式。

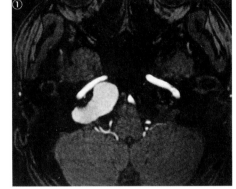

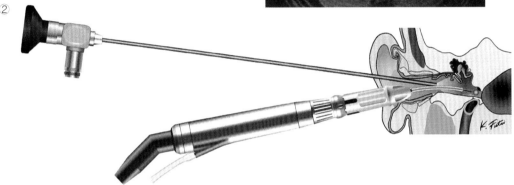

术式选择：经外耳道的耳蜗下入路

①术前 CT

CT 的骨窗可见岩尖部边缘光滑的巨大占位（＊）。颈内静脉和颈内动脉骨壁，以及内听道下壁和斜坡的骨质均因受压变得菲薄。

②经外耳道的耳蜗下入路

由于胆固醇肉芽肿膨胀性破坏，耳蜗下方的骨质已经变得菲薄（长箭所示），打开该骨壁即可轻易到达胆固醇肉芽肿部位并进行引流。在 TEES 下，仅需去除外耳道下壁少许骨质就可以有足够的操作空间。

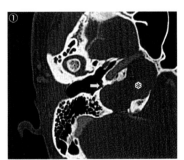

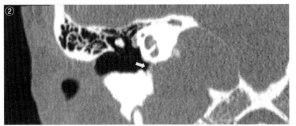

磨除骨质

①不同入路的比较

可选择经外耳道的耳蜗下入路（trans-canal infracochlear approach）（图②）、面后迷路下入路（retrofacial infralabyrinthine approach）（图①左）和经蝶窦入路（图①右）。与后两者相比，经外耳道的耳蜗下入路去除骨质最少，属于最直接的入路。

箭头：表示不同的入路。

②经外耳道的耳蜗下入路的部位

开放由颈内动脉垂直段（a）、颈静脉球（b）、耳蜗下面（c）构成的三角区域。

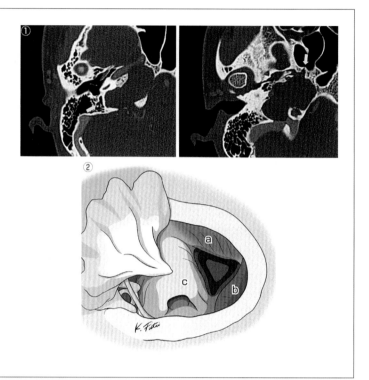

耳内切口，翻起鼓外耳道皮瓣

①弧形切口

如图所示，做3点至9点钟的弧形切口，形成基底在上方的鼓外耳道皮瓣。因皮瓣无须过分向上翻起，因此弧形切口两端无须补充垂直切口。

②翻起鼓外耳道皮瓣

直视下将纤维鼓环自鼓沟完整分离并翻起。充分翻起鼓外耳道皮瓣，直至暴露面神经水平段及咽鼓管鼓室口。需要注意下鼓室的膨隆。

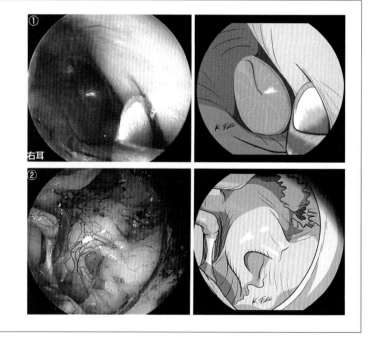

削薄外耳道下壁；磨除耳蜗下方骨质

③削薄外耳道下壁

　　为确保有足够的操作空间，削薄 3 点至 9 点间外耳道下壁的骨质。去除少量骨质即可确保电钻有足够操作空间。利用内镜冲洗套管向术腔内持续注水，可以实现水下磨骨操作。

④磨除耳蜗下方骨质

　　需牢记颈内动脉垂直部的走向位于 3 点至 5 点位置。在鼓岬下方与下鼓室隆起之间 [Jacobson 神经（a）上]，用弯钻头（2mm 金刚钻）磨除骨质。

要点 & 诀窍

　　保留鼓沟，对复位鼓外道皮瓣时，鼓膜可以回复到原位非常重要。

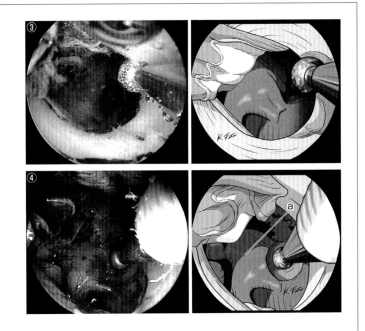

扩大骨质磨除范围，开放囊壁

⑤扩大骨质磨除范围

　　透见蓝色的囊壁（a）后，用电钻或刮匙扩大骨质去除范围，前方到颈内动脉（b），后方到达岬末脚（finiculus）（c）。

⑥打开囊壁

　　用弯针刺破囊壁，可见褐色的液体流出。

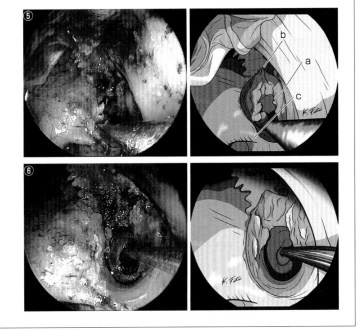

冲洗和检查囊腔

⑦囊腔内冲洗

用生理盐水清洗囊腔，反复冲洗，直到不再流出含有胆固醇的液体。

⑧对囊腔内进行检查

用0°内镜和角度镜观察囊腔，可以看到颈静脉球血管壁（a）。尽可能去除耳蜗下方的肉芽组织，再以刮匙扩大开口。本术式的主要目的在于建立充分并且持久的引流通道。

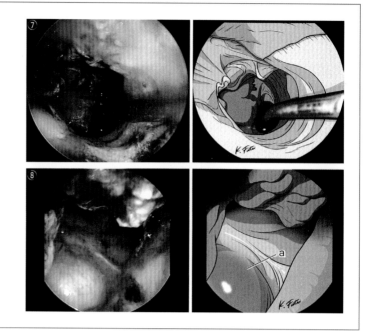

复位皮瓣；填塞外耳道

⑨复位皮瓣

因外耳道去除的骨质较少，鼓外耳道皮瓣复位后，骨质暴露的部分仅有1~2mm，可用人工真皮覆盖。务必将鼓环复位至鼓沟内。

⑩填塞外耳道

将几丁质膜切成片状，覆盖创面后，中间用吸收性明胶海绵填塞，外耳道外侧放置膨胀海绵。

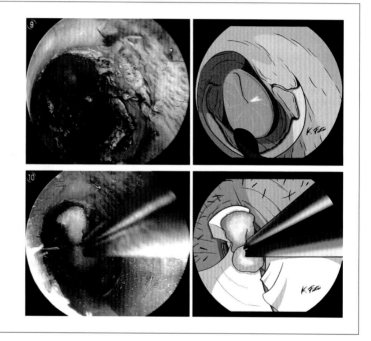

术后 CT 所见（术后 16 个月）

①轴位

　　在颈内动脉后方可见引流通道畅通，骨皮质和乳突黏膜保留完好。

②冠状位

　　外耳道下壁骨质仅最低限度地去除，鼓膜位置正常。

　　长箭：引流通道。

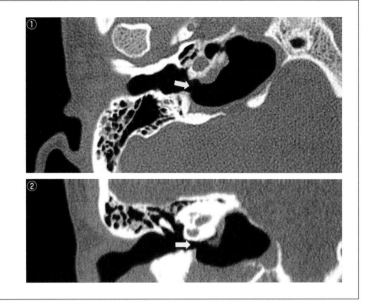

（金海南　蓝志杰　译）

第 5 章

新器械给耳内镜手术带来的革新

耳内镜动力设备
Powered Instrument

伊藤　吏

胆脂瘤的动力 TEES（powered TEES）

　　TEES 可以处理侵犯鼓室、鼓窦的胆脂瘤。

　　对于术前影像学检查已经明确侵及鼓室天盖或者侵入鼓窦的胆脂瘤病例，需要使用超声骨刀或带有弯钻头的电钻等动力设备，称之为动力设备辅助的 TEES，亦可简称动力 TEES（powered TEES）。动力 TEES 经外耳道去除部分骨质，充分暴露并完整切除胆脂瘤。

逆行法最小乳突开放术

　　根据胆脂瘤侵犯的范围不同，可以选择经外耳道的上鼓室开放术（TCA）或上鼓室鼓窦开放术（TCAA）。在耳内镜直视下，用动力设备去除骨质。骨质去除的范围以暴露胆脂瘤的上界和后界为限，无须切除过多的骨质，参见第 3 章中耳内镜逆行法最小乳突切开术（第 41 页）。

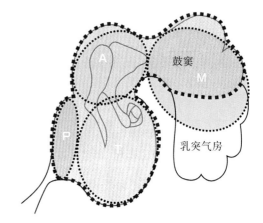

动力设备辅助的经外耳道的耳内镜手术（powered TEES）在胆脂瘤手术的适应证
胆脂瘤侵犯鼓窦：powered TESS
胆脂瘤侵犯乳突气房：耳内镜联合显微镜手术
· PTA 区：TESS
· M 区：显微镜下行开放性乳突切开术
Ⅲ期的中耳胆脂瘤（除粘连性中耳炎和迷路炎患者）
· 显微镜下行开放性乳突切开术
P：前鼓室；T：中、后鼓室；A：上鼓室；M：鼓窦和乳突
（改编自：日本耳科学会 . 中耳真珠腫進展度分類 2015 改定案 中耳腔の解剖学的区分〈PTAM system〉）

超声骨刀（ultrasonic bone curette）1

超声骨刀 SONOPET®（Stryker 公司）

　　TEES 中，可使用 1.9mm 宽的切削头（H101）连接在通用直手机上（25MS）使用。

　　SONOPET® 是集清洗、吸引和切削三种功能为一体的手术器械（图①）。单手即可操作，并通过充水套管冲水。

　　刀头的前端以 25kHz 的频率沿纵向及扭转方向振动（图②），不但可以防止软组织卷入，还可以高效地进行骨质切削（图③）。

　　在行经外耳道的上鼓室鼓窦开放术（TCAA）时，使用超声骨刀能替代切削钻进行去骨操作。

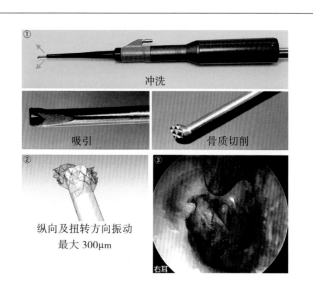

① 冲洗
吸引　　骨质切削
② 纵向及扭转方向振动
最大 300μm
③ 右耳

超声骨刀（ultrasonic bone curette）2

SONOPET®的安全性

图④为在术中测定的传统耳科电钻与 SONOPET®分别切削颅骨时骨质振动的峰值比较。在 500~8000Hz 频率范围，SONOPET®（UBC）引起的颅骨振动显著小于耳科电钻（Drill A，B），根据此结果判断 SONOPET®引起内耳损伤的风险较耳科电钻小。

要点 & 诀窍

SONOPET®的刀头与内镜接触会导致内镜损坏，因此在使用 SONOPET®时，内镜应该与刀头保持一定距离，这样同时也可以避免切削骨质时弄脏镜头。

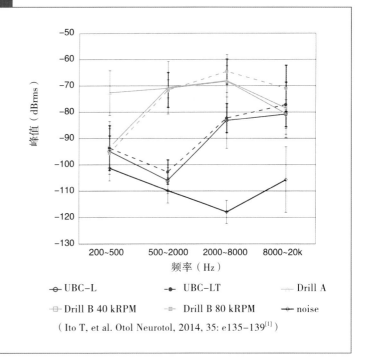

纵轴：峰值（dBrms）　横轴：频率（Hz）

- UBC-L
- UBC-LT
- Drill A
- Drill B 40 kRPM
- Drill B 80 kRPM
- noise

（Ito T, et al. Otol Neurotol, 2014, 35: e135–139[1]）

弯钻头（curved burr）

Visao®（美敦力公司）高速耳钻

在 TCAA（经外耳道的上鼓室鼓窦开放术）时，可以使用直径 2mm 尼龙包鞘包裹的粗金刚砂钻头切削骨质（图①）。Visao 前端具有一定的弯曲，非常适合经外耳道的耳内镜锁孔手术（图②）。而且高速旋转的钻杆被尼龙包鞘包裹，可以避免软组织被卷入（图③）。

要点 & 诀窍

Visao®与 SONOPET®不同，前者没有冲水和吸引功能。为了保证术野的清晰和电钻使用的安全性，助手负责冲水，术者则交替进行磨骨和吸引操作。

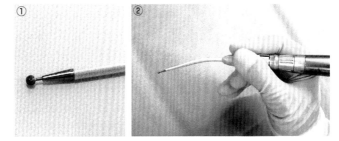

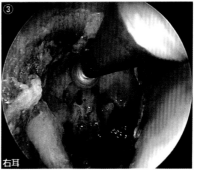

右耳

▶ 文献

[1] Ito T, et al. Safety of ultrasonic bone curette in ear surgery by measuring skull bone vibrations. Oto Neurotol, 2014, 35:e135–139.

（李阳 译）

表面防滑处理技术
Non-Slip Surface Treatment Technology

古川孝俊

器 械

①~③超细耳显微钳（山形大式）

耳显微直钳及弯钳（前端左弯、右弯）（由第一医科及 JUST 公司共同研发）

④~⑥UDC 涂层（JUST 公司）

采用 UDC（ultimate diamond carbon nanotube）涂层技术，在显微钳夹持部位表面包被碳纳米管（图④~⑤），这样制作的显微钳具有强有力的抓持力（图⑥）。

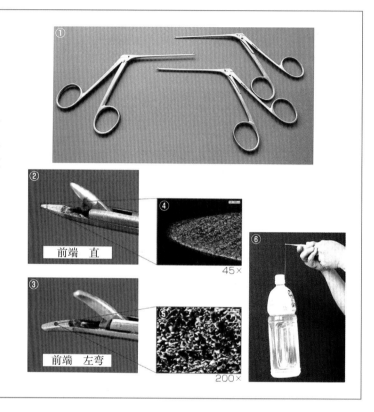

前端 直　45×

前端 左弯　200×

防滑显微钳

①山形大式显微直钳

可以夹持胆脂瘤母质进行剥离。

②山形大式左弯钳

显微钳的杆部不会遮挡视野，可在直视下进行剥离。

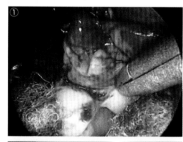

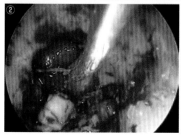

要点 & 诀窍

1. TEES 通常为单手操作，无法在吸引组织的同时进行剥离。因此，抓持力强的显微钳可以发挥重要作用。

2. 内镜下使用前端左弯或右弯的显微钳，可以避免挡住视野而观察不到抓持的动作，从而使手术操作更加安全；同时解决了一直以来存在的"看得见，够不着"的问题，即虽然使用角度镜能看得到目标，但器械却难以触及的窘境。

（李阳　译）

本书正文中多次使用到日本耳科协会制定的鼓室成形术各型名称，为了便于理解，我们特意在此将 2010 版翻译后供读者参考。

Ⅰ型：相当于 Wullstein Ⅰ型，即鼓膜成形术。适用于鼓膜穿孔，听骨链完整的病例

Ⅱ型：相当于 Wullstein Ⅱ型，重建的鼓膜同砧骨相连接

Ⅲ型：适用于镫骨完整且活动良好的病例

  Ⅲc 型：听骨假体位于镫骨头和鼓膜之间

  Ⅲi 型：听骨假体位于镫骨头和锤骨或砧骨之间

    Ⅲi-M 型：位于镫骨头和锤骨之间

    Ⅲi-I 型：位于镫骨头和砧骨之间

  Ⅲr 型：砧骨放回原来位置，恢复听骨链的连续性

  Ⅲo 型：相当于 Wullstein Ⅲ型，镫骨头直接同鼓膜相连接

Ⅳ型：适用于镫骨板上结构消失，但底板活动良好病例

  Ⅳc 型：听骨假体位于镫骨底板和鼓膜之间

  Ⅳi 型：听骨假体位于镫骨底板和锤骨或砧骨之间

    Ⅳi-M 型：位于镫骨底板与锤骨之间

    Ⅳi-I 型：位于镫骨底板与砧骨之间

Ⅳo 型：相当于 Wullstein Ⅳ型，鼓膜直接贴附于镫骨底板上

w o（without ossiculoplasty）：不行听骨链重建

来源：伝音再建法の分類と名称について（2010），日本耳科协会

在本书编纂中，我承担了绘图与图解制作的任务。本书最终顺利出版也令我非常兴奋。

结识欠畑先生已经有 16 年了，从认识他开始，就知道他对使用内镜进行中耳疾病的诊治抱有极高的热情，他在日常工作中使用内镜的场景现在还会浮现在我的脑海中。欠畑先生很早就使用内镜经鼓膜的激光造孔诊断听骨链异常，这是一种划时代的技术；他不仅仅满足于诊断，还经造孔的部位进行听骨链的重建，使得这类疾病的诊治都成为可能。这种对于听骨畸形的诊治是前所未有的，为了便于读者的理解，需要绘制简洁明了的图解，这也成为我开始绘图工作的契机。

从最初开始，我就尝试把手术所见及学术幻灯中的图尽可能采用数码方法制作，因此制作图解并没有那么困难。但是，在本书的编纂中，最初估计需要绘制的内镜图像大约为 100 幅左右，但后来逐渐增加，不知不觉中超过了 300 幅。图解的制作时间超过了 1 年，结果后来的图解与最初的图解画风逐渐产生了差异，出现了违和感，因此对大部分图解又进行了二次修正。单纯根据作者提供的静态画面，有时无法明确具体解剖结构，需要反复观摩原始手术录像进行确认。

我是 5 年前在欠畑教授的招募下来到山形大学的。当时山形大学的员工都非常努力地开展耳内镜手术，技术也逐渐成熟。我在这项工作中应当以什么样的身份参与，一直以来非常苦恼。最终，我决定从山形耳内镜手术团队内部撤出，以一个"外人"的身份参加，承担缺了自己就无法完成的工作。以这样的形式出现在大家的眼前，这是我之前想都没有想过的。能够从上一个任职地就开始与欠畑先生一起，在耳内镜的黎明时期已经开始从事相关的研究，我感到非常自豪，这也是我继续做一个耳鼻喉科医生的原动力。此次作为回报，在本书中担任绘图和图解制作，实为本人的莫大荣幸。

最后，感谢本书的各位作者，感谢山形大学以及相关单位，感谢中山书店，感谢内心支持我们的各位朋友，感谢将我这个"外人"迎接到山形大学已故的渡边知緒先生，借此文深切缅怀。

另外，对没有任何怨言就跟着我来到了山形的我的家人们，衷心地说一声"谢谢"。

2018 年 4 月

二井一则

使用的器械

Apple iPad Pro 12.9（2016）+Apple Pencil

Apple iPad Pro 9.7（2017）+Apple Pencil

Apple Macpro（Mid 2010）2 x 2.66 GHz 6-Core Intel Xeon

GIGABYTE GA–X399 AORUS Gaming7+3.4GHz 16-core AMD Ryzen Threadripper 1950X

使用的软件

Procreate（iOS）

CELSYS CLIP STUDIO PAINT（iOS）

Adobe Illustrator CC

Adobe Photoshop CC

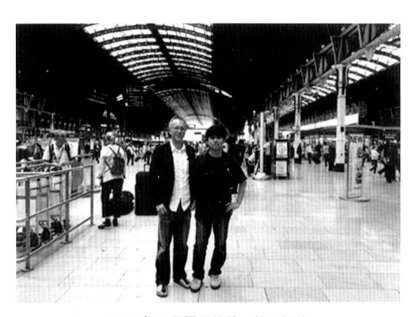

2009 年 9 月摄于伦敦，帕丁顿站